JORGE ALAN SOUZA

ATCHIM

A INTERFERÊNCIA DA RINITE NO APRENDIZADO E NO DESEMPENHO ESCOLAR

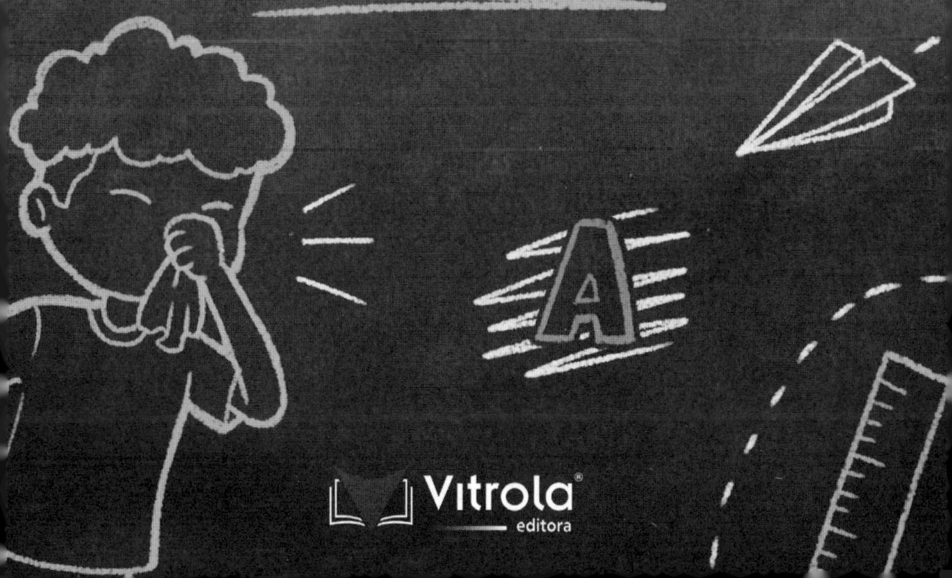

Vitrola editora

Direção Editorial
Vitor Alessio Manfio

Prefácio
Jean Costa Nunes

Projeto Gráfico
Erick Alves Pereira

Revisão
Ana Maria Dal Zott Mokva
Priscila Pulgrossi Camara

Assistência Editorial
Thayná Werlang

Dados Internacionais de Catalogação na Publicação (CIP)
(Câmara Brasileira do Livro, SP, Brasil)

Souza, Jorge Alan

Atchim : a interferência da rinite no aprendizado e no desempenho escolar / Jorge Alan Souza. -- Frederico Westphalen, RS : Vitrola Editora, 2022.

ISBN 978-65-89711-32-2

1. Aprendizagem 2. Desempenho escolar
3. Desenvolvimento cognitivo 4. Educação 5. Rinite alérgica I. Título.

CDD-616.202
22-103595 NLM-WV 335

Índices para catálogo sistemático:

1. Rinite alérgica : Medicina 616.202

Eliete Marques da Silva - Bibliotecária - CRB-8/9380

Vitrola editora

SUMÁRIO

AGRADECIMENTOS

À medicina, que me proporciona ajudar as pessoas, percebendo suas necessidades, para, a partir daí, propor soluções;

A todos os pacientes e as suas famílias, que colaboraram com esse estudo;

À minha orientadora, Lucy Mara Duso Pacheco, a qual não mediu esforços ao me guiar na minha produção escrita;

A todo(a)s os(as) professores(as) com os quais tive o privilégio de conviver e que me ensinaram o verdadeiro valor do estudo e do conhecimento;

À minha família, pai, mãe, irmãos, esposa Janaina e filhas Manuela e Helena, que me incentivaram a fazer esse trabalho e que entenderam nos dias de minha ausência;

À URI - Frederico Westphalen, seus professores, funcionários e colegas, que me deram todas as condições para desenvolver a minha tese;

Ao meu irmão Thianan, a minha irmã Quielen e ao meu amigo e colega Dr. Jean Costa Nunes, pelo apoio incondicional a esse projeto e pelas contribuições técnicas e científicas;

E a Deus, por poder estar aqui nesse mundo rodeado por pessoas do bem e que querem o bem de todos.

PREFÁCIO

Entre as emoções e experiências que vivi durante a minha carreira de docência médica, poucas se igualaram ao entusiasmo em que me encontrei ao receber a carta-convite para escrever o prefácio desta valiosa obra. Em meio a uma época tão necessitada de contribuições relevantes e de alta qualidade, com necessidade de medidas em prevenções primárias e secundárias, percebo que o conhecimento a ser difundido por este livro poderá modificar a abordagem diagnóstica de uma doença frequente e minimizar um comprometimento crônico no processo de aprendizagem.

Como toda jornada literária se inicia na mente de uma pessoa intelectual, criativa e motivada, necessito expressar o efeito que o tempo faz na percepção dos talentos. Tive a honra de iniciar a minha carreira médica com o autor deste livro (J.A.S.). Rapidamente, pude perceber as peculiaridades na maturidade, nos posicionamentos, o vasto conhecimento técnico e humano, e de forma preponderante, a liderança baseada em princípios éticos e de moral que sempre regeram as suas condutas. Com o passar do tempo, pude perceber que esses princípios se tornaram ainda mais abrangentes, com decisões sábias em momentos conflituosos, e com manifestações de carinho que puderam abrandar as duras trajetórias impostas a pacientes com doenças graves. Nesta amizade que foi lapidada por momentos conjuntos de trabalho duro e longas jornadas exaustivas em hospitais e emergências, enriqueci-me com a alegria de um profissional espontâneo e honesto, agregador e apaziguador de conflitos. Atualmente, na posição de colega e amigo, sinto-me honrado e orgulhoso com a nova fase da sua carreira e com as preocupações com a coletividade regional.

O esforço dispensado na elaboração de técnicas efetivas que favoreçam o processo de aprendizagem tem sido vultuoso nos últimos anos. Os frutos dos avanços tecnológicos e da modernidade, além do dinamismo na aquisição de novas informações, oferece novos desafios aos docentes e equipes educacionais. Esses desafios atuais geraram a necessidade de medidas polares, sendo que em um dos extremos trabalha-se arduamente na otimização dos processos e, no outro, com o reconhecimento de fatores que possam restringir essas potencialidades. Em um país que ainda sofre com dificuldades econômicas e culturais, muito se enfatiza a redução dessas barreiras. Todavia, esta obra traz à superfície uma perspectiva pouco abordada. Em épocas tais como estas que atualmente vivemos, iniciativas que demonstram preocupações com o processo de aprendizagem e as inúmeras influências negativas que a presença de uma doença respiratória crônica pode desencadear consistem em fundamentos para o reconhecimento precoce, tratamento adequado e potencialização dos talentos. Saber que o aprendizado de uma criança, ainda que bem nutrida e matriculada em boa escola, possa estar prejudicado por uma doença potencialmente tratável, ainda aflora como uma barreira que poderá ser vencida com a difusão deste conhecimento.

Este livro é altamente recomendável para gestores em saúde pública, médicos, pais, professores, diretores de escola e pacientes. Trata-se de uma leitura clara e de excelente nível científico. Em conformidade com os convictos desejos do autor, desejo que esta obra entre nas prefeituras, escolas e casas, ambientes onde o conhecimento é gerenciado e gerado, dispersando o poder maior dos livros: A MODIFICAÇÃO DAS REALIDADES.

Boa leitura,

Prof. Dr. Jean Costa Nunes, M.D., Ph.D.
Neuropatologia/Patologia/Neurologia
Universidade Federal de Santa Catarina (UFSC)
Neurodiagnostic Brasil - Diagnósticos em Neuropatologia

INTRODUÇÃO

Quando pensamos em educação, conseguimos visualizar um processo que educa e ensina, e por meio do qual aprendemos e construímos conhecimento. Nesse sentido, o acontecer educacional está associado a uma vida de aprendizados, de descobertas e da busca pelo novo, a ponto de vislumbrá-lo como a projeção de um futuro promissor.

Educação corresponde a qualquer fato, a quaisquer influências e inter-relações, assim como a coisas e pessoas que convergem para a formação do indivíduo, tanto em seu caráter quanto em sua personalidade nas esferas social e pessoal. Com base na educação, formamos nossa concepção de mundo, de pessoas, de valores, de culturas e isso nos dá suporte para desenvolvermos pensamentos e ações, além de nos possibilitar o armazenamento de convicções e ideias morais, políticas e religiosas que servem de respaldo às nossas decisões e aos desafios diários.

No entanto, não podemos pensar em aprendizado sem associá-lo ao bem-estar e à qualidade de vida. Logo, construir conhecimento exige vários fatores, boas relações entre os envolvidos, boas condições de trabalho, práticas apropriadas e boas condições físicas dos aprendizes. Pensando assim, nesta obra, colocamos em evidência a influência da rinite no aprendizado e no desempenho escolar de estudantes do ensino básico de Frederico Westphalen–RS, na visão do próprio discente e de seus pais, podendo também configurar um reflexo das vivências de outras localidades.

Rinite é uma doença caracterizada pela inflamação da mucosa das cavidades nasais e seus principais sintomas são espirros, rinorreia, obstrução nasal e prurido nasal e ocular. Em decorrência desses sintomas e da possibilidade de alteração do sono, da visão, da fala, da atenção, da concentração e do humor, além da probabilidade de desencadear outras doenças, acreditamos que, nos dias em que o sujeito apresenta tais sintomas, seu desempenho escolar é diferente do revelado nos dias sem crises da doença. Assim sendo, ela pode ser responsável pelo aumento de abstenções nas aulas.

Entender o aluno, seus limites e suas particularidades é essencial para a busca e efetivação de uma educação com qualidade. De igual modo, ouvir os pais, conhecer suas experiências e identificar possíveis problemas são atitudes que podem desencadear uma significante melhora no processo educacional.

Considerada uma doença prevalente em nosso meio, sua incidência vem crescendo nas últimas décadas devido a vários fatores, entre eles, o clima cada vez mais irregular, a poluição atmosférica que atinge índices altíssimos, o tabagismo passivo, as condições de moradia e principalmente a falta de conhecimento da população no que tange à prevenção e aos cuidados com a doença.

A rinite alérgica é a doença crônica mais comum no mundo, com mais de 50 milhões de afetados somente nos EUA. No Brasil, a prevalência varia entre as regiões, ultrapassando a marca de 50% da população em algumas delas. Prova disso é um estudo realizado em escolas na Região Oeste de São Paulo o qual revelou que, na faixa etária entre 6 a 7 anos, 25,7% dos alunos apresentavam esse tipo de alergia (ADDE *et al.*, 2019).

Conforme publicado no IV Consenso Brasileiro sobre Rinite - atualização em rinite alérgica, realizado em 2018, estudos nacionais têm reforçado o envolvimento dos ácaros do pó doméstico como os principais agentes etiológicos, seguidos de baratas, epitélio de animais domésticos e mais raramente dos fungos. Importante destacarmos que, na Região Sul do país, o pólen é um importante fator de sensibilização de adultos e crianças. Em virtude disso, o papel dos irritantes e poluentes da mucosa é reforçado.

Nos últimos anos, temos observado uma atenção maior da área da saúde em relação ao diagnóstico e às complicações dessa doença respiratória, pois a constatação é a de que ela altera muito o dia a dia das pessoas.

Em minha atuação como médico pneumologista, diariamente

identifico pessoas que sofrem as consequências dos sintomas da rinite. Do mesmo modo, vejo indivíduos de todas as idades que perdem qualidade de vida, ausentam-se do trabalho e da escola e desempenham suas atividades habituais e laborais aquém do que poderiam. As crianças em idade escolar fazem parte desse grupo, cujo cotidiano é alterado devido aos sintomas de rinite, bem como das alterações na disposição física e mental, no sono e na capacidade de concentração, audição e visão.

Para desempenhar seus afazeres de forma plena, o indivíduo necessita de uma adequada saúde física e mental que lhe proporcione condições de realizar determinada atividade da melhor forma possível. Todavia, como a rinite afeta nossos sentidos (principalmente a visão, a audição e o olfato), por extensão, prejudica o nosso descanso com alterações no sono e implica em decréscimo das nossas funções cognitivas, a exemplo da concentração e da atenção. Nesse sentido, podemos levantar a hipótese de que essa doença, quando em atividade, pode influenciar negativamente o aprendizado e o desempenho escolar.

Para dimensionarmos as alterações e suas implicações no aprendizado e no desempenho escolar de estudantes, primeiramente procuramos conhecer a doença e suas características, estudar como acontecem os processos de aprendizagem nos níveis fisiológico e pedagógico, como também identificar a influência da rinite na construção do conhecimento.

Importante esclarecermos que o propósito final desta investigação e de sua divulgação é o de contribuir para a compreensão do que realmente as pessoas acometidas pela doença sentem e quais são suas dificuldades e peculiaridades, para, a partir de então, auxiliar a escola como um todo na melhoria do aproveitamento escolar. Soma-se a esse propósito o legado de demonstrarmos aos profissionais da área da saúde, principalmente aos médicos, a real dimensão que esse problema físico pode apresentar em termos de aprendizado se não for devidamente prevenido, tratado e orientado, além de incentivá-los a valorizarem, cada vez mais, o bem-estar físico dos pacientes.

Com essa delimitação, apresentamos ao leitor desde a descrição da rinite até a abordagem do aprendizado, tanto na visão pedagógica quanto científica, tendo o cérebro como ator principal. De igual modo, fizemos a exposição de dados empíricos e análises decorrentes de suas interpretações, a fim de facilitar a identificação dos sintomas e as consequências dessa doença respiratória que afeta o bem-estar e influencia o dia a dia da criança acometida, reforçando a necessidade de tratamento, quando necessário.

CONCEITUANDO E CONHECENDO A RINITE

Em conformidade com o estabelecido pelo Consenso Brasileiro sobre Rinite, em 2012, a doença caracteriza-se como uma inflamação da mucosa de revestimento nasal que apresenta um ou mais dos seguintes sintomas: obstrução nasal, rinorreia, espirros, prurido e hiposmia.

As diferentes rinites podem ser classificadas com base em critérios clínicos, frequência e intensidade de sintomas, citologia nasal e fatores etiológicos. Também podem ser classificadas de acordo com a sua duração: aguda, subaguda ou crônica. Já a classificação etiológica parece ser a mais adequada, pois está diretamente relacionada à terapêutica, o que podemos conferir pelo detalhamento explicitado no Quadro 1.

Com base no exposto, apresentamos, na sequência, uma descrição dos principais tipos de rinite, baseando-nos em sua etiologia, isto é, alérgica, infecciosa, induzida por drogas, hormonal, ocupacional, idiopática, entre outras, além de especificarmos seus sintomas nas crianças. Destacamos também a relação da rinite com a atividade física e a importância do tratamento e da adesão a este. Todavia, damos maior ênfase à rinite alérgica, porque é a mais prevalente e a que tem mais estudos científicos relacionados, além de representar, com mais elementos, várias características comuns às demais rinites.

Quadro 1 – Classificação das rinites segundo o fator etiológico.

INFECCIOSA	ALÉRGICA	NÃO ALÉRGICA	OUTRAS
Viral Bacteriana Fúngica		Induzida por drogas - Vasoconstritores tópicos (rinite medicamentosa) - Anti-inflamatórios não hormonais - Anti-hipertensivos - Psicotrópicos (antipsicoticos) - Cocaína - Outras Hormonal Rinite eosinofílica não alérgica(RENA) Rinite idiopática[2] Rinite neurogênica[2] - Gustatória - Emocional - Irritantes (ar frio) - Senil Rinite atrófica[2] Rinite associada a refluxo gastroesofágico	Rinite mista[3] Rinite ocupacional[4] - Alérgica - Não alérgica Rinite alérgica local[5]

Fonte: Consenso Brasileiro sobre Rinite (2012, p. 9).

2.1 RINITE ALÉRGICA

2.1.1 DEFINIÇÃO

A rinite alérgica é definida como uma doença inflamatória da mucosa de revestimento nasal, mediada por IgE, após exposição a alérgenos, e apresenta os seguintes sintomas: obstrução nasal, rinorreia aquosa, espirros e prurido nasal (ver item 2.1.6 – Imunopatogenia).

2.1.2 CLASSIFICAÇÃO

A doença pode ser classificada de duas maneiras.

Em primeiro lugar, podemos associá-la ao agente causal, que é a adotada pela "escola" americana:

a) perene (antígenos perenes, como ácaros);
b) sazonal (antígenos sazonais, como polens);
c) ocupacional (antígenos no ambiente de trabalho);
d) circunstancial (contato circunstancial com o antígeno).

A segunda classificação relaciona os sintomas com o tempo de duração e o impacto destes sobre a qualidade de vida do paciente (Allergic Rhinitis and its Impact on Asthma - ARIA). Classifica-se, portanto, em persistente e intermitente (duração), em leve ou moderada a grave, como exposto na Figura 1. Enfatizamos que nesta figura, na classificação de moderada a grave, percebemos influências em atividades habituais.

Figura 1 - Classificação da rinite alérgica – Iniciativa ARIA.

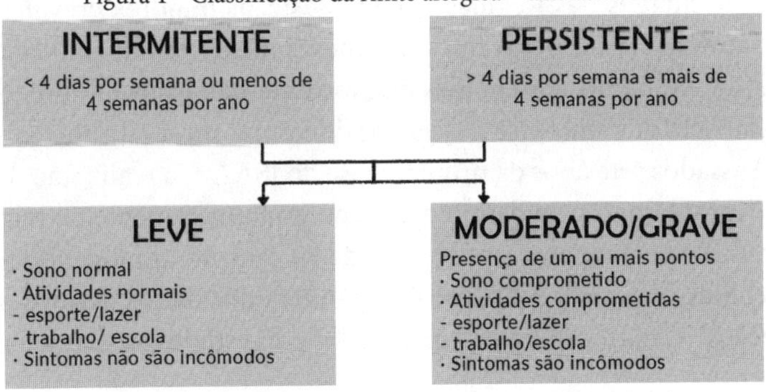

Fonte: Consenso Brasileiro de Rinite (2012, p. 10)

Ainda podemos dividi-la em relação aos sintomas clínicos, com predomínio de obstrução nasal ou de coriza nasal, porém muitos pacientes podem ter a forma mista, com sobreposição de ambas as características, as quais não se substituem.

Os novos estudos sobre fisiopatologia da rinite alérgica demonstram que tanto o tempo de sintomatologia quanto o agente envolvido são importantes em se tratando da instituição da terapêutica medicamentosa.

2.1.3 EPIDEMIOLOGIA

Não temos conhecimento preciso quanto à prevalência da rinite alérgica no Brasil. O que sabemos é que estudos realizados na década de 80 estimavam 15%. À época, o estudo denominado International Study on Asthma and Allergies in Childhood (ISAAC), desenvolvido no Brasil, revelou que a prevalência média de sintomas relacionados à rinite alérgica era de 29,6% entre adolescentes e 25,7% entre escolares (Protocolo de Rinite Alérgica, 2012).

Em 2009, foram disponibilizados dados do estudo Allergies in Latin America (AILA), os quais demonstraram uma prevalência de rinite alérgica de 8,8% em crianças e adultos no Brasil (Consenso Brasileiro de Rinite, 2012). Apesar de se basear em questionário, um dos critérios de inclusão desse estudo era que o paciente tivesse recebido de um médico o diagnóstico de rinite alérgica, considerando, portanto, que esse profissional desconsiderasse a prevalência.

Nas cidades das Regiões Sul e Sudeste, as maiores prevalências de sintomas nasais ocorreram nos meses mais frios do ano (maio a agosto), enquanto nas cidades do Nordeste não houve diferença na prevalência dos sintomas nasais nos diferentes meses do ano.

Passados sete anos da primeira fase do ISAAC, a realização de um novo levantamento epidemiológico apontou um aumento do número de centros participantes, num total de 20 centros, abrangendo todas as regiões do Brasil. A análise comparativa dos dados obtidos pelos respectivos centros que participaram dos dois estudos epidemiológicos revelou o aumento da prevalência da rinite, o que podemos identificar na Tabela 1.

Tabela 1 – Prevalência (%) de rinite e sintomas relacionados entre escolares brasileiros, segundo faixa etária, participantes do International Study of Asthma and Allergies in Childhood.

Questões	6 a 7 anos		13 a 14 anos	
	Fase 1	Fase 3	Fase 1	Fase 3
Sintomas nasais no último ano sem estar resfriado (rinite)	26,6 (20,2 a 33,8)	25,7 (19,3 a 39,8)	34,2 (24,1 a 46,0)	29,6 (17,4 a 47,4)
Sintomas nasais associados a olhos vermelhos e lacrimejamento (rinoconjuntivite alérgica)	12,8 (9,8 a 28,9)	12,6 (10,3 a 17,4)	18,0 (11,1 a 25,5)	15,6 (8,9 a 24,4)
Diagnóstico médico de rinite	19,9 (9,3 a 28,8)	19,3 (12,3 a 32,3)	25,7 (7,9 a 31,7)	21,4 (2,8 a 42,1)
Problema nasal interfere nas atividades diárias (rinite grave)	17,3 (13,2 a 20,2)	17,1 (13,2 a 26,0)	19,3 (15,1 a 24,2)	18,5 (10,1 a 31,1)

Fonte: Consenso Brasileiro de Rinite (2012, p. 11).

Percebemos que a forma persistente é a mais frequente, sendo responsável por até 20% de todas as formas de rinite alérgica. Nas crianças, dentre as rinites — inflamatórias não infecciosas, a rinite alérgica é a mais frequente (50% a 60%), enquanto nos idosos ela perde importância.

2.1.4 QUADRO CLÍNICO

A rinite alérgica caracteriza-se pela presença de prurido nasal e espirros em salva, apresentando, normalmente, coriza nasal bilateral clara e obstrução nasal, algumas vezes acompanhados de conjuntivite (prurido ocular, hiperemia conjuntival e lacrimejamento).

Importante salientarmos que o prurido não se limita ao nariz, pois pode envolver olho, palato e faringe. Já a obstrução nasal pode ser bilateral ou apresentar aumento exagerado do ciclo fisiológico nasal, com obstrução intermitente, alterando de uma fossa nasal para outra. Em alguns casos, quando a congestão nasal é intensa, sintomas como anosmia e hiposmia, e até perda do paladar, podem estar associados (ADDE *et al.*, 2019).

Tais sintomas não são exclusivos da rinite alérgica, uma vez que se apresentam em diversas formas de rinite. O que caracteriza o quadro alérgico é o fato de a sintomatologia ser desencadeada por alérgenos, com reação mediada por IgE. Em virtude disso, devemos pesquisar antecedentes pessoais e/ou familiares de outras doenças atópicas, como asma e dermatite atópica. Isso porque, quando um dos pais é alérgico, a possibilidade de os filhos também serem aumenta, e quando ambos os pais são alérgicos, as chances podem chegar a 70% (ADDE *et al.*, 2019). De igual modo, o meio em que as pessoas estão inseridas influencia na expressão da doença, mas é a genética que determina a gravidade e a especificidade dos sintomas.

No Brasil, os sintomas mais frequentes são (nesta ordem): prurido nasal, congestão nasal, espirros em salva e coriza. Contudo, quanto ao incômodo gerado, a congestão é o mais importante, seguida pelos espirros em salva, prurido nasal e coriza.

O prurido nasal pode induzir ao hábito de fricção frequente do nariz com a palma da mão, gesto conhecido como "saudação alérgica". Em crianças, podem ocorrer episódios recorrentes de epistaxe relacionados à friabilidade da mucosa, a episódios de espirros ou ao ato de assoar o nariz vigorosamente.

De modo geral, a rinite alérgica é acompanhada de prurido e de lacrimejamento ocular, podendo ocorrer também prurido no conduto auditivo externo, no palato e na faringe. Vale ressaltarmos que, muitas vezes, os sintomas que predominam são os oculares, como prurido ocular, hiperemia conjuntival, lacrimejamento, fotofobia e dor local.

Ainda de acordo com os dados brasileiros obtidos pelo projeto ISAAC, a prevalência média de rinoconjuntivite (sintomas nasais e oculares) era de 12,2% entre escolares (6 a 7 anos) e 15,9% entre adolescentes (13 a 14 anos) (CORTI, 2011).

Comumente, a obstrução nasal é a queixa frequente e tende a ser mais acentuada à noite. Quanto à congestão nasal grave, esta pode interferir na aeração e na drenagem dos seios paranasais e da tuba auditiva, resultando em cefaleia ou otalgia, respectivamente. Já a congestão nasal crônica acarreta respiração oral, roncos, voz anasalada e alterações no olfato; e a respiração oral, como consequência da obstrução nasal, provoca irritação e secura na garganta.

Além desses sintomas, a rinorreia pode não se exteriorizar na forma de coriza, mas causar descarga nasal posterior, com sintomas de pigarro e tosse acentuados ao decúbito (SILVA, 2008). Muitas vezes, isso leva pais ou responsáveis a procurarem pediatras para avaliação, acarretando falta no trabalho e afastamento da criança da escola. Com a perda da função nasal, o que pode levar à respiração oral crônica, sintomas como halitose e odinofagia recorrente podem ocorrer nas crianças menores, prejudicando a fonação (SILVA, 2008).

Ao se referirem aos sintomas da rinite alérgica, alguns pacientes apontam a diminuição da acuidade auditiva e a sensação de ouvido tampado ou de estalidos durante a deglutição. Outros pacientes apresentam sintomas sistêmicos, tais como: astenia, irritabilidade, diminuição da concentração, anorexia, náuseas e desconforto abdominal, sendo os três últimos sintomas secundários à deglutição de secreção nasal abundante. Ademais, a tosse também pode estar presente. Esses sintomas podem ocorrer em qualquer idade, iniciando, geralmente, na infância, e podem ser reversíveis espontaneamente ou com tratamento.

Apesar de ser vista como uma doença trivial e/ou passageira, ou ainda como de menor gravidade quando comparada à asma, a rinite alérgica é capaz de alterar, de forma marcante, a qualidade de vida dos pacientes, bem como o desempenho, o aprendizado escolar e a produtividade no trabalho (CORTI, 2011). Isso pode causar prejuízos físicos, psicológicos e sociais importantes, uma vez que as crianças sentem-se incomodadas não apenas pelos sintomas propriamente ditos, mas também por não dormirem direito e sentirem-se cansadas no outro dia, com mais sede, baixa concentração e cefaleia. Outrossim, consideram irritantes alguns problemas de ordem prática, a exemplo da necessidade de carregar lenços e de assoar o nariz com frequência; têm limitações em suas atividades diárias; sentem-se frustradas e irritadas; manifestam problemas de concentração no trabalho escolar (CORTI, 2011).

Devemos também considerar que o uso de anti-histamínico de primeira geração, uma das medicações usadas no tratamento de rinite, pode causar sonolência, fadiga e perda dos reflexos motores, o que pode prejudicar o cotidiano das pessoas (BALBANI, 2001). Estima-se que 50% dos pacientes que tratam sua doença com anti-histamínicos de primeira geração trabalhem utilizando apenas 75% de sua capacidade total por 14 dias/ano. Com o emprego dos novos anti-histamínicos (os de segunda geração), esses problemas têm sido reduzidos de forma significante (CORTI, 2011).

A ARIA (grupo de pessoas e estudos que analisam a rinite alérgica e seu impacto sobre a asma) ressalta o conceito de Via Aérea Unida, por meio da qual a doença alérgica e sua consequente inflamação atinge a via aérea superior e inferior simultaneamente, independente da existência de sintomas. É essa inflamação permanente, denominada "inflamação mínima persistente", que deve ser controlada com o tratamento (MELLO JUNIOR, 2011).

Vários dados da literatura corroboram esse conceito, a exemplo da relação entre rinite e asma. Assim sendo, as evidências mostram dados epidemiológicos semelhantes, os mesmos agentes desencadeantes dos sintomas, a fisiopatologia similar, além do tratamento da rinite alérgica que auxilia no controle dos sintomas da asma. A rinite alérgica em pacientes asmáticos pode chegar a 58% ou mais (ADDE *et al.*, 2019).

O Quadro 2 expõe alguns aspectos que devem ser valorizados pelo profissional da saúde quando for investigar e tratar casos de rinite.

Quadro 2 – Aspectos valorizados pelo profissional da saúde.

- Descrição dos sintomas;
- Valorizar a Congestão nasal;
- Relato de fatores desencadeantes e agravantes;
- História familiar de asma, rinite alérgica ou dermatite atópica;
- História social e características do ambiente domiciliar e do trabalho;
- História do uso de medicamentos (AAS, anti-inflamatórios não hormonais, drogas anti-hipertensivas, descongestionantes tópicos nasais;
- História de doenças ou condições associadas (hipotireoidismo, gravidez);
- Presença de comorbidades (rinossinusites, otite média, asma, conjuntivite, hipertrofia de adenóides, apnéia do sono);
- Estigmas atópicos (linha de Dennie-Morgan, sinal de Hertog, face de respirador oral, pitiríase Alba);
- Mucosa nasal hiperemiada/pálida;
- Hipertrofia de conchas nasais;
- Descarga mucóide ou rinorréia hialina;
- Adaptado de Weber, Allergic rhinitis. Prim Care Office Pract.2008;35:1-10.

Fonte: Protocolo de Rinite Alérgica (2012, p. 8).

2.1.5 FATORES DESENCADEANTES

Na maioria das vezes, os pacientes portadores de rinite conseguem decifrar a substância que desencadeia seus sintomas. Em relação à rinite alérgica, cada pessoa afetada possui um perfil alérgico que a predispõe a ter os sintomas quando se expõe a esse fator. Os sintomas sazonais estão relacionados principalmente à sensibilização e à exposição a polens. Quando a sensibilização e a exposição aos alérgenos for diária ou perene (ex: ácaros da poeira domiciliar), os sintomas ocorrem ao longo de todo o ano e, de acordo com a maior ou menor exposição aos alérgenos em questão e à gravidade do casos, são persistentes ou intermitentes.

No ano de 2019, ao destacar a prevalência de asma e rinite alérgica em uma cidade no Sul do Brasil, o Jornal de Asma publicou um dado importante sobre agentes polinizadores, a saber:

> No Brasil, as plantas da família Poaceae são as principais fontes de alérgenos devido à sua grande capacidade de produção de pólen. As espécies mais importantes são Lolium perene (azevém perene), Poa pratensis (capim azul) e Phleum pratense (capim timóteo), mas outras espécies também podem ser importantes clinicamente dependendo da região geográfica. No Sul do Brasil, L. multiflorum, conhecido como azevém anual é a principal gramínea polinizadora. L. multiflorum é utilizada como pastagem e a forragem é seca durante seu ciclo final de desenvolvimento com uso de herbicida, servindo como base de cobertura do solo para culturas de verão como soja e milho. O azevém permanece no solo durante todo o ano e tem ressseminação natural; seu pólen é anemófilo e altamente alergênico. Ressalta-se que não há estudos de intensidade de dispersão polínica no município de Santo Ângelo.

Em nosso país, a rinite alérgica por sensibilização a ácaros e/ou fungos tem o seu curso clínico agravado nos períodos de outono/inverno devido às condições climáticas favoráveis à proliferação dos mesmos. Nos casos de exposição ocupacional, os sintomas estão presentes nos dias de trabalho, com melhora clínica nos feriados e finais de semana.

Segundo o estudo AILA, 70% dos pacientes afirmam que seus sintomas são desencadeados pelo contato com a poeira domiciliar, 50% por alterações climáticas, 16% por cheiros fortes e 12% pela poluição atmosférica (MELLO JUNIOR, 2011).

Geralmente os aeroalérgenos se desprendem facilmente de onde estão localizados, o que facilita a dispersão aérea e a penetração na via respiratória. Relevante destacarmos os oriundos de ácaros da poeira, como as baratas e os fungos, bem como os que se originam de outras fontes alergênicas, como pelos, saliva e urina de animais domésticos, restos de insetos e de alimentos (raro).

Outros fatores não alergênicos podem desencadear ou agravar a rinite alérgica, a exemplo das mudanças bruscas de clima, da inalação de irritantes inespecíficos (ex: odores fortes, gás de cozinha, fumaça de cigarro, fogão a lenha, perfume, ar condicionado, produtos de limpeza), inalação de ar frio e seco e ingestão de anti-inflamatórios não hormonais em indivíduos predispostos.

Oportuno salientarmos que a alergia alimentar raramente induz sintomas de rinite de modo exclusivo, apesar de os sintomas nasais ocorrerem com frequência no contexto da reação anafilática desencadeada por alimentos.

2.1.6 IMUNOPATOGENIA - EXPLICAÇÃO IMUNOLÓGICA DA DOENÇA

A rinite alérgica, doença crônica inflamatória, é consequência da reação de hipersensibilidade, com participação de anticorpos IgE (imunoglobulina E) a alérgenos específicos que ocorre em indivíduos geneticamente predispostos e previamente sensibilizados.

Em linhas gerais, o indivíduo alérgico é aquele que produz anticorpos da classe IgE para algumas substâncias de nosso dia a dia, como ácaros, fungos, polens, antígenos animais de cão e gato, entre outros. Esse anticorpo se liga à membrana de mastócitos, que, em contato com antígenos, são ativados, liberando várias substâncias, dentre elas, histamina, prostaglandinas, leucotrienos e diversas citocinas. Enquanto a histamina e os leucotrienos são eminentemente responsáveis pelos sintomas, outros, como as citocinas, relacionam-se à atração e à ativação de células inflamatórias (eosinófilos) para a mucosa nasal.

Em uma subsequente exposição ao alérgeno, moléculas deste se ligam a anticorpos IgE fixados aos mastócitos da mucosa nasal, provocando a liberação de mediadores químicos, como histamina, leucotrienos e prostaglandinas. No Quadro 3, podemos observar alguns efeitos que esses mediadores acarretam na via aérea.

Quadro 3 – Efeitos dos principais mediadores nos processos alérgicos de vias aéreas.

Histamina
• vasodilatação • aumento da permeabilidade vascular • prurido • secreção glandular • estimulação de terminações nervosas
Prostaglandinas
• aumento da permeabilidade vascular • prurido
Leucotrienos
• recrutamento e ativação de eosinófilos • redução da apoptose do eosinófilo • aumento da produção de citocinas (IL-4, IL-5 e GM-CSF) • aumento da permeabilidade vascular • vasodilatação e edema • aumento de secreção de muco pelas células caliciformes • redução de batimento ciliar
IL – interleucina, GM-CSF – fator de crescimento de colônia de granulócitos

Fonte: Consenso Brasileiro sobre Rinite (2012, p. 15).

Em síntese, a inflamação alérgica envolve a interação complexa entre diferentes células, com múltiplos efeitos, sítios de ação e mecanismos neuronais. As modificações inflamatórias que ocorrem depois de repetidas exposições ao(s) alérgeno(s) produzem *priming*[1] do tecido nasal. A hiper-reatividade nasal resultante acarreta a intensificação

1 *Priming*: se refere à influência que um evento antecedente (*prime*) tem sobre o desempenho de um evento posterior (alvo).

da resposta inflamatória e dos sintomas na reexposição a estímulos alergênicos ou irritantes inespecíficos.

2.1.7 DIAGNÓSTICO

O diagnóstico de rinite alérgica inclui sintomas da doença, história clínica pessoal e familiar de atopia, exame físico e exames complementares. Esse diagnóstico é basicamente clínico, com associação de vários sintomas já citados, e não há, na grande maioria dos casos, necessidade de exames laboratoriais. Alguns dados são inespecíficos, como a elevação de IgE total e a eosinofilia sérica, logo representam pistas indiretas de possível doença alérgica, no entanto, de forma alguma confirmam o diagnóstico.

Mediante essa inespecificidade, é imprescindível investigarmos a época de início do quadro, a duração, a intensidade e a frequência dos sintomas, como também a evolução das queixas e os fatores desencadeantes e/ou agravantes da rinite. Do mesmo modo, devem ser pesquisados os medicamentos usados e em uso, a frequência do uso, a resposta clínica obtida e os efeitos adversos, pois esses dados fornecem condicionantes importantes para diagnóstico, classificação e tratamento.

Considerando os antecedentes pessoais, devem ser pesquisadas outras doenças alérgicas: asma, conjuntivite alérgica, eczema atópico e outros, traumatismos e intervenções cirúrgicas nasais. Além dessas doenças, devem ser investigadas comorbidades que frequentemente acompanham a rinite alérgica: conjuntivite, sinusite, gripe e otite de repetição.

Outrossim, o histórico familiar deve incluir a pesquisa de doenças atópicas[2], visto que há uma relação genética entre essas doenças. Ou seja, a probabilidade de termos uma doença alérgica é maior se algum familiar nosso é acometido por alguma atopia. Ao considerarmos a história social e os hábitos de vida do paciente, precisamos questionar a respeito de tabagismo ativo e passivo, uso de drogas ilícitas, tipo e local de atividades de lazer e *hobbies*.

2 Tendência hereditária a desenvolver manifestações alérgicas.

A investigação ambiental também é relevante, pois é fundamental sabermos onde o paciente vive, incluindo o domicílio e a vizinhança, o ambiente profissional, a ida à creche e à escola. Da mesma forma, devemos investigar para termos noção de idade do prédio ou da casa, ventilação, tipo de piso, presença de carpete ou tapete, cortinas, estantes, materiais e revestimentos de colchão, travesseiros e cobertores, convívio com animais de pelo, presença de baratas, tabagismo passivo e ativo, exposição a irritantes inespecíficos, (produtos de limpeza, piscina clorada), aparelhos de ar condicionado e sua manutenção, plantas intradomiciliares, vegetação na área externa e poluentes extradomiciliares.

É necessária, ainda, a investigação sobre os demais aparelhos e sistemas, permitindo-nos a obtenção de informações sobre condições clínicas coexistentes (ex.: alterações hormonais) e medicações em uso (ex.: ácido acetilsalicílico e betabloqueadores).

Todos esses dados são úteis para um diagnóstico diferencial e para o manejo terapêutico. Desse modo, é essencial avaliarmos o quanto a rinite alérgica interfere na qualidade de vida do paciente, incluindo alteração do sono, prejuízo no rendimento escolar ou profissional e limitação nas atividades de lazer ou esportivas.

Características faciais típicas estão presentes em grande número de pacientes com rinite alérgica, tais como: olheiras, dupla linha de Dennie-Morgan (dobras, como rugas, que se formam sob as margens das pálpebras inferiores), prega nasal horizontal (causada pelo frequente hábito de coçar a narina com movimento para cima, conhecido como "saudação alérgica"), alterações musculoesqueléticas da face, entre outras. Conforme a época de início dos sintomas e do tempo de doença, sinais característicos do respirador bucal são encontrados, isto é, alterações de arcada dentária, palato ogival, flacidez da musculatura da face, etc.

O exame das cavidades nasais é essencial, sendo particularmente importante a rinoscopia anterior, que consiste na inspeção interna da cavidade nasal. O exame rápido e indolor é realizado no consultório médico e fornece informações relevantes, permitindo-nos analisar a mucosa nasal, sua coloração, trofismo, vascularização e hidratação.

Além disso, possibilita-nos observar a presença de rinorreia (coriza) e suas características (mucoide, aquosa, purulenta, sanguinolenta), assim como a forma e o tamanho das conchas nasais, o grau de obstrução, a coloração e a presença de edema de mucosa.

O aspecto da mucosa nos faz pensar em diferentes tipos de rinite. Em geral, na rinite alérgica, a mucosa nasal é pálida, edemaciada, com abundante secreção clara. Na presença de infecções ou do uso abusivo de vasoconstritor tópico (rinite medicamentosa) ou irritantes (cocaína), geralmente apresenta-se avermelhada. Já a formação de crostas pode sugerir rinite atrófica ou doença sistêmica (CONSENSO BRASILEIRO DE RINITE, 2012).

O Quadro 4 explicita, de forma resumida, os principais pontos que devemos considerar no diagnóstico da rinite alérgica.

Quadro 4 – Diagnóstico da rinite alérgica é clínico.

PONTOS IMPORTANTES

DIAGNÓSTICO DA RINITE ALÉRGICA É CLÍNICO

- Sintomas
- História pessoal e familiar de atopia
- Exame físico

RECURSOS DIAGNÓSTICOS AUXILIARES NA RINITE ALÉRGICA

- Etiológico
    - teste cutâneo por punctura
    - IgE sérica específica
    - provocação nasal
- Citologia nasal
- Exames inespecíficos
    - IgE total, bacterioscopia, bacteriologia, rinomanometria, rinometria acústica, exames radiológicos e biópsia

Fonte: Consenso Brasileiro de Rinite (2012, p. 20).

2.1.8 DOENÇAS RELACIONADAS

A rinite alérgica está associada a diversas doenças. Como consequência do processo inflamatório local, temos maior predisposição a infecções de vias aéreas superiores. Nos pacientes alérgicos, os quadros de rinossinusite aguda não são mais elevados, porém tendem a ser mais agressivos quando ocorrem, porque apresentam maior inflamação local. Ainda, na orelha média, a rinite pode facilitar o desenvolvimento de otite média aguda de repetição, por comprometer a função da tuba auditiva. Em virtude dessas consequências, enfatizamos que a rinite alérgica compromete o sono, o crescimento craniofacial e diminui a qualidade de vida dos pacientes (MELLO JUNIOR, 2011).

Os sintomas oculares, tais como ardência, prurido e lacrimejamento também são frequentes nos pacientes com rinite, e isso além de prejudicar a visão, favorece o aparecimento de doenças oculares, das quais destacamos a conjuntivite.

Uma das relações mais importantes da rinite alérgica é com a asma. Nos pacientes que apresentam sintomas concomitantes de vias aéreas superiores e inferiores, é fundamental o correto tratamento da rinite, pois, em alguns deles, conseguimos reduzir a quantidade de medicação necessária para o controle da asma.

Vale ressaltarmos que não existe relação entre rinite alérgica e polipose nasossinusal. Os dados da literatura apenas demonstram que, quando o paciente portador de polipose nasal apresenta rinite alérgica concomitante, a recidiva dos pólipos após cirurgia é mais frequente.

2.2 OUTRAS RINITES

De acordo com fatores etiológicos, destacamos agora outros tipos de rinites que têm uma prevalência menor que a rinite alérgica, mas apresentam elementos semelhantes a esta, como sinais, sintomas e doenças relacionadas. Embora com ênfase menor do que a atribuída à rinite alérgica, nesta obra, consideramos também as seguintes rinites: infecciosa; idiopática; eosinofílica não-alérgica; hormonal; induzida por drogas e pelo exercício; por irritantes; associada à alimentação; emocional; atrófica; secundária a variações anatômicas; alérgica local.

2.2.1 RINITES INFECCIOSAS

As rinites infecciosas podem ser classificadas em agudas e crônicas. As agudas representam a maioria, podendo ser virais ou bacterianas.

2.2.1.1 RINITES VIRAIS AGUDAS

Muitos micro-organismos podem estar presentes no ar ambiental, sendo capazes de atacar a mucosa nasal. Normalmente, trata-se de um vírus que possui uma extensa variedade, a saber: a) rinovírus, que é responsável por 30% a 50% dos casos; b) 35% não são identificáveis; c) 20% a 50% correspondem a coronavírus, parainfluenza vírus, adenovírus, enterovírus, influenza e vírus sincicial respiratório.

Em conformidade com o Consenso Brasileiro de Rinite (2012), a maioria desses vírus provoca exclusivamente uma rinite aguda, enquanto alguns provocam apenas inflamação da mucosa nasal como parte das suas manifestações. Podemos exemplificar com o Rinovírus, que possui importante papel na etiologia da rinossinusite aguda, porque causa inflamação local, diminuição do transporte mucociliar, edema de mucosa e obstrução de óstios dos seios paranasais.

A transmissão ocorre por contato pessoal (perdigotos) e frequentemente pode ser seguida por contaminação bacteriana secundária inespecífica. Comumente não é acompanhada de febre ou complicações, tem resolução espontânea e o tratamento deve ser sintomático, composto por higiene nasal (lavagens ou gotas com soro), descongestionantes locais (por poucos dias) ou sistêmicos, analgésicos e antitérmicos, quando necessário.

Um outro exemplo apresentado pelo Consenso Brasileiro de Rinite (2012) é o causado pelo vírus da influenza, uma vez que ele induz a sintomas de maior gravidade que os resfriados comuns, como febre, mal-estar e cefaleia. Ademais, predispõe complicações, a exemplo de infecção bacteriana secundária (sinusite, otite, pneumonia, etc.). Como o vírus da influenza sofre frequentes mutações, as campanhas de vacinação anuais minimizam o problema, mas não conseguem controlá-lo completamente.

2.2.1.2 RINITES BACTERIANAS AGUDAS

Em casos mais raros, a rinite pode ser provocada inicialmente por bactérias. Por outro lado, é muito mais comum uma infecção viral debilitar as defesas da mucosa nasal e favorecer o surgimento de uma infecção bacteriana.

Segundo o Consenso Brasileiro de Rinite (2012), as contaminações bacterianas nasais são decorrentes dos seguintes agentes: Staphylococcus aureus, Streptococcus pneumoniae, Streptococcus pyogenes, Neisseria meningitidis, Haemophilus influenzae e bacilos gram-negativos. Em todas essas contaminações, o tratamento com antibióticos deve ser considerado.

2.2.1.3 RINITES INFECCIOSAS CRÔNICAS

De frequência menor, essas rinites podem ser divididas em específicas e inespecíficas. Uma das características mais comuns da rinite crônica é gotejamento pós-nasal, por conseguinte, a tosse.

2.2.1.4 ESPECÍFICAS

As rinites específicas são as decorrentes das chamadas doenças ulcerosas e granulomatosas, com repercussão no nariz.

A leishmaniose e a hanseníase são muito comuns e, mais raramente, a rinosclerose (esclerose) e a rinosporidiose. Devemos lembrar que a blastomicose sul-americana (paracoccidiodomicose) pode comprometer a pele do vestíbulo nasal, mas raramente afeta sua mucosa (Consenso Brasileiro de Rinite, 2012). Mais raro ainda é o comprometimento nasal pela tuberculose e sífilis.

Atualmente, devemos estar atentos para os comprometimentos crônicos e não usuais do nariz, pois os mesmos podem estar associados a imunodeficiências, como HIV e neoplasias, que também vêm aumentando a prevalência na população.

2.2.1.5 INESPECÍFICAS

Essas rinites são raras se entendidas como rinite pura, pois normalmente são associadas a um quadro sinusal, definindo uma rinossinusite. Quando ocorre, devemos ter em conta doenças, tais como:

síndrome da discinesia ciliar (infertilidade, rinossinusite, bronquite, situs inverso em 50% dos casos); síndrome de Young ou do mucoviscoso, com quadro clínico semelhante à síndrome da discinesia ciliar, porém com estrutura ciliar normal e fertilidade preservada; fibrose cística, em que um terço das crianças apresenta sintomas nasais, além da polipose nasal. Oportuno enfatizarmos que malformações ou corpos estranhos também podem mimetizar uma rinite infecciosa crônica (Consenso Brasileiro de Rinite, 2012).

2.2.2 RINITE IDIOPÁTICA

Esta denominação parece ser mais adequada do que "rinite vasomotora" devido aos fatores desencadeantes serem inespecíficos e seu mecanismo não elucidado. A rinite idiopática mantém alguns sintomas de outros tipos de rinites, como a obstrução nasal, gotejamento nasal posterior e rinorreia profusa, no entanto, espirros e prurido nasal normalmente não estão presentes.

De acordo com o Consenso Brasileiro de Rinite (2012), tanto a história familiar para alergia quanto os testes alérgicos são negativos. A dosagem de IgE é normal e o citograma nasal mostra pouco ou nenhum eosinófilo. Odores fortes (perfumes, cloro, solventes), irritantes (fumaça de cigarro), poeira, alterações da temperatura ambiente e da umidade podem funcionar como gatilho para desestabilizar o sistema nervoso autônomo, levando a uma "hiper-reatividade da mucosa nasal".

2.2.3 RINITE EOSINOFÍLICA NÃO ALÉRGICA (RENA)

Esta rinite acomete normalmente indivíduos acima dos 20 a 30 anos de idade, que apresentam sintomas perenes de espirros paroxísticos, rinorreia aquosa e prurido nasal, os quais se agravam pela manhã e melhoram no final do dia (Consenso Brasileiro de Rinite, 2012).

Sua alérgica não está definida e se caracteriza pela presença de eosinofilia nasal e pelo desencadeamento de sintomas por irritantes inespecíficos, associados a testes alérgicos cutâneos e níveis de IgE normais.

Aproximadamente 30% dos pacientes com RENA têm pólipos nasais; em alguns casos, podem representar um estágio inicial de reação idiossincrásica à aspirina. Por isso, recomenda-se evitar o uso de ácido e também o de anti-inflamatórios não hormonais.

O Quadro 5 sumariza os aspectos clínicos e as alterações laboratoriais da RENA em relação à rinite alérgica e à idiopática.

Quadro 5 – Aspectos clínicos e alterações laboratoriais nos diferentes tipos de rinite.

Tipos de Rinite	História familiar de alergia	IgE específica	Eosinofilia em Citograma nasal	Teste alérgico cutâneo	Obstrução nasal	Espirros Pruridos	Coriza
Alérgica	+	+	+	+	+	+	+
Idiopática	-	-	-	-	+	-	+
RENA*	-	-	+	-	+/-	+	+

* Rinite eosinofílica não alérgica.

Fonte: Consenso Brasileiro de Rinite (2012, p. 36).

2.2.4 RINITE HORMONAL

Este tipo de rinite pode ocorrer na gravidez, durante a menstruação, com o uso de contraceptivos orais, assim como em hipotireoidismo e acromegalias.

Durante a gestação, ocorrem várias alterações hormonais e sanguíneas que podem influenciar a congestão nasal. A progesterona relaxa a musculatura lisa dos vasos nasais, elevando o volume sanguíneo. Já o estrógeno eleva o componente do ácido hialurônico e inibe a acetilcolinesterase, provocando predomínio do sistema nervoso autônomo (SNA) parassimpático na submucosa nasal, causando edema da mucosa nasal (Consenso Brasileiro de Rinite, 2012).

A intensidade dos sintomas se correlaciona com os níveis de estrogênio no sangue. Em virtude disso, a rinite alérgica pode potencialmente melhorar, piorar ou, até mesmo, ficar inalterada durante a gravidez. O sintoma mais comum é a obstrução nasal e ocorre mais comumente durante o segundo e terceiro trimestres de gestação.

O hipotireoidismo induz à liberação do hormônio tireotrófico, que estimula a produção do ácido mucopolissacarídeo, com aumento da turgicidade e edema das conchas nasais, congestão do tecido subcutâneo, hipertrofia de glândulas mucosas e consequente obstrução nasal.

2.2.5 RINITE INDUZIDA POR DROGAS

Esta rinite representa 5% das rinites crônicas e é caracterizada por congestão nasal, rebote com edema, vermelhidão, engurgitamento e friabilidade da mucosa nasal. Esse é o efeito final do uso prolongado de vasoconstritores nasais tópicos ou de drogas sistêmicas, especialmente os anti-hipertensivos, tais como: reserpina, guanitidina, fentolamina, metildopa, inibidores da enzima conversora da angiotensina (ECA), prazosina e betabloqueadores. Ainda podem ser consideradas outras drogas, como: aspirina, anti-inflamatórios não hormonais, sildenafila, betabloqueadores oftálmicos de uso tópico e clorpromazina, além dos contraceptivos orais e drogas por aspiração, a exemplo da cocaína (Consenso Brasileiro de Rinite, 2012).

Classicamente, a rinite medicamentosa se deve ao uso abusivo e prolongado de vasoconstritores tópicos nasais e consequente efeito rebote de vasodilatação, que pode se tornar permanente.

2.2.6 RINITE POR IRRITANTES

Os sintomas deste tipo de rinite podem ser desencadeados pela inalação de diversos produtos químicos e gases, partículas de óleo diesel, drogas, fatores físicos, como ar muito frio ou seco e exposição excessiva à luz. Quando tal reação ocorre em ambientes de trabalho, constitui a rinite ocupacional.

Os agentes irritantes atuam diretamente sobre as terminações nervosas da mucosa, provocando mecanismos reflexos ou também vasodilatação intensa com transudação de líquido. Isso leva à obstrução nasal, à rinorreia aquosa e a espirros, que variam conforme o tipo e a concentração dos produtos inalados.

A rinite provocada ou piorada por poluição incide, cada vez mais, nos centros urbanos, com grande número de indústrias e veículos automotores, os chamados poluentes extradomiciliares.

Por serem irritantes de toda a mucosa respiratória, agravam doenças respiratórias de toda a via aérea, contribuem para o aparecimento de novos problemas (se houver predisposição), têm um possível efeito cancerígeno e constituem-se como um potencializador alergênico.

Essas rinites pioram nos períodos de inversão térmica, e a poluição intradomiciliar é também fator associado a rinites. A "síndrome do edifício enfermo" abrange grande variedade de sintomas respiratórios relacionados à inadequação dos sistemas internos de condicionamento e circulação do ar nos edifícios (Consenso Brasileiro de Rinite, 2012). Dentre outros poluentes intradomiciliares, a fumaça do cigarro é ainda o poluente de maior destaque.

De acordo com o referido Consenso, a irritação da mucosa resulta em produção excessiva de muco, espessamento do revestimento epitelial, diminuição da frequência do batimento ciliar, retenção de secreção com os poluentes nela contidos, além da reconhecida predisposição às infecções recorrentes (rinossinusites, otites).

O diagnóstico é feito pela história do paciente e comumente há dificuldade em se identificar o agente causal. O tratamento visa afastar o indivíduo preventivamente das áreas poluídas e do contato com as substâncias irritantes. Assim sendo, é importante o controle das fontes poluentes pelos órgãos governamentais competentes, com a devida colaboração da sociedade.

2.2.7 RINITE ASSOCIADA À ALIMENTAÇÃO

A rinite isolada provocada por alergia alimentar é rara. Os sintomas nasais podem ser provocados pelo alimento ou por aditivos nele contidos. Além disso, alimentos muito quentes ou muito temperados podem desencadear a "rinorreia gustatória", que se associa a pruridos, à obstrução e aos espirros. Nesse aspecto, o Consenso Brasileiro de Rinite (2012) destaca a capsaicina, presente na pimenta, a qual parece ter importância nesse processo.

Já a rinite e a asma podem ocorrer em pacientes que inalam, por contato profissional, farinhas de cereais, como trigo, milho, aveia, centeio e cevada, assim como sementes oleaginosas, podendo determinar uma doença ocupacional.

Quanto às bebidas alcoólicas, estas produzem vasodilatação e obstrução nasal, podendo também provocar alergia ou hipersensibilidade a algum de seus componentes. Ademais, os sulfitos caracterizam-se como conservantes fortemente associados à deflagração de quadros respiratórios e de urticária, enquanto os flavorizantes mentolados têm sido descritos como desencadeantes de rinite e asma (Consenso Brasileiro de Rinite, 2012). No caso de confirmação de rinite por alimentos, o tratamento baseia-se na restrição de alimentos desencadeantes.

2.2.8 RINITE EMOCIONAL

É o quadro de rinite desencadeado por situações de estresse psíquico, físico, intelectual e emocional em indivíduos suscetíveis. Todavia, pode ocorrer em outras situações, como no ato sexual, e ocorre provavelmente por estimulação autonômica parassimpática.

O sintoma predominante é a obstrução nasal em decorrência de congestão da mucosa. Os outros sintomas geralmente associados são rinorreia aquosa, alterações olfativas, ansiedade, depressão, entre outros. O tratamento visa orientar maior equilíbrio entre trabalho e lazer, bem como entre exercícios físicos e demais atividades, visando relaxamento e autoestima. Em alguns casos, o acompanhamento psiquiátrico também é indicado.

Nesse tipo de rinite, destacam-se os quadros de somatização que, nos casos mais graves, podem alterar a vida produtiva do paciente. Dessa forma, manifesta-se na desproporção entre a queixa e o achado físico, sob influência psicossocial importante no desencadeamento dos sintomas e na utilização inapropriada ou excessiva de recursos médicos, paralela à resistência em procurar ajuda psiquiátrica.

2.2.9 RINITE ATRÓFICA

2.2.9.1 OZENOSA

A rinite atrófica ozenosa se caracteriza pela atrofia osteomucosa do nariz, principalmente das conchas, que leva à formação de crostas e secreção mucopurulenta, exalando mau cheiro. De acordo com o Consenso Brasileiro de Rinite (2012), a etiologia ainda é desconhecida, por isso, atribui-se o processo infeccioso como secundário à bactéria Klebsiella ozenae. Dentre os sintomas e sinais presentes, destacam-se cefaleia, hiposmia, obstrução nasal e epistaxe.

2.2.9.2 SECUNDÁRIA

A rinite atrófica secundária é de ocorrência rara e, muitas vezes, reversível. Ela pode resultar de tratamentos cirúrgicos radicais, a exemplo de exérese de tumores nasais ou turbinectomias muito amplas. Entre as causas que contribuem para o estabelecimento dessa rinite, podemos citar a granulomatose crônica, a sinusite crônica, o traumatismo e a radiação.

2.2.10 RINITE SECUNDÁRIA A VARIAÇÕES ANATÔMICAS ESTRUTURAIS

Em algumas situações, encontramos alterações estruturais que favorecem o aparecimento da rinite e dificultam o tratamento habitual. As principais são as seguintes:

a) alterações da válvula nasal
b) desvio de septo
c) perfuração septal
d) hipertrofia óssea de conchas uni ou bilaterais
e) degeneração polipoide de concha média
f) atresia coanal (uni e bilateral)
g) hipertrofia acentuada de adenoides

Nesses casos, o exame do nariz com espéculo nasal e/ou endoscopia torna-se indispensável.

2.2.11 RINITE ALÉRGICA LOCAL (RAL)

Nos últimos anos, evidências têm demonstrado que alguns pacientes diagnosticados com rinite não alérgica ou rinite idiopática desenvolvem sintomas de uma alergia local após exposição natural a alérgenos, com produção local de IgE específica e liberação de mediadores inflamatórios, com ausência de atopia sistêmica (Consenso Brasileiro de Rinite, 2012).

A RAL é definida como um novo fenótipo da rinite, com eclosão de sintomas semelhantes aos da rinite alérgica após exposição a aeroalérgenos, com níveis baixos de IgE total e testes cutâneos e IgE específica negativos. A comprovação diagnóstica é baseada nos testes de provocação nasal, com presença de triptase, IgE específica e proteína catiônica eosinofílica (PCE) no lavado nasal.

É uma doença inflamatória das vias aéreas superiores e alguns estudos apontam que cerca de 45% dos pacientes com rinite não alérgica apresentem RAL. Nesse sentido, como 40% das rinites idiopáticas são inflamatórias, é possível que um grande número desses pacientes apresentem RAL (Consenso Brasileiro de Rinite, 2012).

O diagnóstico é feito pelos sintomas semelhantes aos da rinite alérgica e pelo resultado negativo dos testes cutâneos e determinação de IgE sérica específica para aeroalérgenos. A confirmação diagnóstica é feita pelos testes de provocação nasal, e o seu tratamento não difere do indicado à rinite alérgica. Inclusive, alguns autores especulam se a RAL não seria um primeiro degrau para o desenvolvimento da rinite alérgica.

2.3 A RINITE EM CRIANÇAS

A rinite em crianças é uma doença comum, com significativa incidência e prevalência nessa faixa etária a ponto de, muitas vezes, ser confundida com outras doenças de via aérea superior e fazer parte das afecções que favorecem o aparecimento de outras doenças da via aérea, a exemplo da asma.

Nas crianças, a rinite alérgica é a mais frequente das rinites inflamatórias não infecciosas (50% a 60%), enquanto nos idosos ela perde importância (MELLO JUNIOR, 2011).

O International Study on Allergy and Asthma in Childhood (ISAAC) indicou uma prevalência média de rinite alérgica de 12% em crianças e adolescentes no Brasil. Esse mesmo estudo revelou que a prevalência média do diagnóstico de rinite foi de 19,9% para crianças de 6 a 7 anos (SILVA, 2008).

As crianças com rinite alérgica têm frequência elevada de infecções nas vias aéreas superiores, as quais agravam a rinite e podem acarretar complicações. As rinites virais podem ocorrer já nas primeiras semanas de vida, tornando-se mais frequentes com o contato com outras crianças em creches, em escolas e com seus irmãos. Na faixa etária de 2 a 6 anos, a frequência média é de seis resfriados ao ano.

No entanto, infecções bacterianas secundárias podem complicar o quadro de rinite e estender a infecção por várias semanas. Como os seios paranasais estão anatomicamente integrados às cavidades nasais, esse processo inflamatório poderia constituir uma rinossinusite. Rinites de natureza viral com duração maior do que 7 a 10 dias sugerem fortemente essa complicação.

A rinite desencadeada por aeroalérgenos é pouco observada até os 4 ou 5 anos de idade e é difícil de ser diferenciada das rinites infecciosas. Com o avançar da idade, há um progressivo aumento de sua incidência, atingindo seu pico entre o período de adolescência e adulto jovem (Consenso Brasileiro de Rinite, 2012).

Importante enfatizarmos que, em crianças que apresentam rinossinusites infecciosas, otites médias e tonsilites recorrentes, é importante a avaliação de uma causa alérgica ou de uma deficiência imunológica. A rinite idiopática e a RENA são pouco frequentes na infância. A intolerância ao ácido acetilsalicílico (idiossincrasia) ocorre mais comumente em adolescentes e adultos jovens, sendo rara em crianças, assim como a rinite desencadeada por alimentos.

2.4 RINITE NA ATIVIDADE FÍSICA

A rinite desencadeada por exercícios tem como principal manifestação a rinorreia, sendo esta mais intensa e com maior potencial de interferir no desempenho dos exercícios entre os indivíduos com doença alérgica de base.

O exercício físico é, por si só, um potente vasoconstritor. Já a resistência nasal decresce gradualmente com o aumento da pulsação devido, principalmente, à liberação de noradrenalina. Em circunstâncias normais, não ocorre efeito rebote e a vasoconstrição tem duração de cerca de uma hora após o exercício. Em alguns atletas, como corredores de longas distâncias ou ciclistas, o efeito rebote pode ocorrer após um curto período de aumento da patência nasal. O nariz, então, bloqueia, por um considerável período de tempo, o que pode afetar o desempenho do atleta na prática do esporte (Consenso Brasileiro de Rinite - 2012).

Não podemos deixar de considerar que o exercício é fator desencadeante de doenças de natureza alérgica, tais como a asma, a urticária e a anafilaxia. Assim sendo, mediante a alteração que os sintomas da rinite implicam no descanso e na recuperação da energia através do sono e da alimentação, bem como pela diminuição da percepção dos sentidos (visão, audição e olfato), destacando que a asma é uma doença que pode estar relacionada à rinite e ser por ela desencadeada, acreditamos que, quando o indivíduo apresenta os sintomas da rinite, sua capacidade de desempenhar uma atividade física na plenitude é prejudicada, diminuindo, assim, seu desempenho.

Sabemos também que, em inúmeras atividades escolares, a atividade física se faz presente e faz parte de todo o contexto escolar que visa ao crescimento físico e intelectual da criança, além de socialização. Notamos aqui mais um argumento de que a rinite, quando em atividade, pode prejudicar o aprendizado e o desempenho escolar.

2.5 POR QUE É IMPORTANTE TRATARMOS A RINITE?

O tratamento da rinite é importante para evitarmos suas complicações e melhorarmos a qualidade de vida dos pacientes, haja vista que ela diminui a capacidade física e a capacidade intelectual e social do acometido. Isso é causado não somente pelos sintomas clássicos da doença (espirros, prurido, coriza e obstrução), mas também porque a rinite atrapalha o sono, ocasionando fadiga, irritabilidade, déficits de memória, sonolência diurna e depressão.

A carga total da doença recai tanto no funcionamento social e físico prejudicado, quanto no impacto financeiro, que se torna maior quando se consideram as evidências de que a rinite alérgica é um possível fator casual de comorbidades, tais como a asma e a sinusite. A obstrução nasal, o mais proeminente dos sintomas, está associada a eventos respiratórios relacionados aos distúrbios do sono, uma condição que tem profundo efeito sobre a saúde mental, o aprendizado, o comportamento e a atenção (CAMELO-NUNES; SOLÉ, 2010).

No Brasil, segundo o estudo AILA, cerca de 25% dos pacientes apontam problemas com o sono, como dificuldade em adormecer, despertares frequentes e sono não repousante. Esses são alguns dos fatores que reduzem a produtividade dos pacientes. Cerca de 50% destes referem que a rinite alérgica interfere em seus afazeres diários, tanto no trabalho quanto na escola, sendo 14% deles com absenteísmo escolar ou profissional (MELLO JUNIOR, 2011).

Outro fator que preocupa é a certeza de que essa doença é frequentemente subdiagnosticada e/ou inadequadamente tratada. Precisamos, portanto, conhecê-la mais detalhadamente, pois é muito prevalente e seus sintomas implicam repercussão negativa na vida dos indivíduos acometidos.

Nesse ponto, chamamos a atenção para a adesão ao tratamento, visto que, com muita frequência, os pacientes que sofrem de rinite alérgica abandonam seus tratamentos após curto período de tempo. Referimo-nos a uma doença crônica, cujos sintomas são de leve intensidade à maioria dos pacientes, e frequentemente subestimada por todos:

médicos, pacientes e familiares. Como seus sintomas desaparecem rapidamente, seu tratamento contínuo não é realizado, favorecendo o seu retorno em poucos dias.

Entretanto, em suas formas moderadas a graves, há deterioração significativa da qualidade de vida, podendo haver comprometimento do sono, da atenção, da concentração, da capacidade de aprendizagem, bem como do desenvolvimento facial e torácico, o que pode ser desastroso ao paciente (Consenso Brasileiro de Rinite, 2012).

Temos conhecimento de que o sucesso do tratamento de qualquer doença, especialmente as crônicas, depende essencialmente da adesão. No caso da rinite, a má adesão ao tratamento se deve principalmente à necessidade de uso regular das medicações e ao controle ambiental que essa doença exige.

Na continuidade desta obra, abordamos o aprendizado na perspectiva pedagógica e fisiológica e tentamos explicar, de forma clara, em que momento a rinite pode afetar essas duas frentes que, juntas, são responsáveis pelo nosso aprendizado.

APRENDIZADO NA PERSPECTIVA PEDAGÓGICA

3.1 CONCEITO DE APRENDIZAGEM

A aprendizagem é uma ação que pode acontecer em qualquer lugar e a qualquer momento. Rocha (1996, p. 47), em seu minidicionário, conceitua aprendizado como: "Ato de aprender. Tempo gasto para aprender." Igualmente define aprender como: "Ficar sabendo. Guardar na memória. Adquirir experiência." Sob essa ótica, aprender, conhecer algo novo, observar, distinguir, ser portador de tal informação ou conhecimento, ter clareza sobre determinado assunto, bem como possuir e construir ideias, podem ser definições para aprendizado.

Alexandre (2015, p. 55) enfatiza que: "O vocábulo aprendizagem deriva da raiz latina apreender, que significa aproximar-se para tomar posse de algo, ou ainda, apropriar-se de algo." Todavia, a palavra aprendizagem vai além de algumas simples definições, pois o ato de aprender envolve pessoas, cada uma participando de alguma forma, umas ativas, outras passivamente.

Segundo Wallon (1975, p. 20):

> Sem dúvida que o papel e o lugar que aí ocupa [a criança] são em parte determinados pelas suas próprias disposições, mas a existência do grupo e as suas exigências não se impõem menos à sua conduta. Na natureza do grupo, se os elementos mudam, as suas reações mudam também.

Também podemos aprender com ambientes, objetos, sons, vídeos, imagens, cheiros, enfim, com qualquer coisa que estimule e desperte nossa atenção e nossa curiosidade. O referido autor acredita que a emoção constitui o fator que contribui para o desenvolvimento da pessoa. Ele destaca também a afetividade, o movimento, a inteligência e a formação do eu, sob o princípio de não aprovar nenhum tipo de exclusão. Assim, a imersão social participa do aprendizado do aluno.

Rabello (2015, p. 4), ao tratar da aprendizagem, complementa:

> Vygotsky enfatizava o processo histórico-social e o papel da linguagem no desenvolvimento do indivíduo. Sua questão central é a aquisição de conhecimentos pela interação do sujeito com o meio. Para o teórico, o sujeito é interativo, pois adquire conhecimentos a partir de relações intra e interpessoais e de troca com o meio, a partir de um processo denominado mediação.

À vista disso, percebemos que o lugar e as relações são fundamentais para que o aluno consiga se sentir bem e, consequentemente, efetivar seu processo de aprender, visto que o aprendiz é envolvido pelo meio em que está inserido, como enfatizam Dourado e Prandini (2012, p. 27): "A constituição da pessoa se dá de acordo com suas condições de existência. O meio social e a cultura constituem as condições, as possibilidades e os limites de desenvolvimento para o organismo."

Ausubel (*apud* PELIZZARI, 2002, p. 38) cita a disposição do aluno como fator considerável para o aprendizado, isto é,

> para haver aprendizagem significativa são necessárias duas condições. Em primeiro lugar, o aluno precisa ter uma disposição para aprender: se o indivíduo quiser memorizar o conteúdo arbitrária e literalmente, então a aprendizagem será mecânica. Em segundo, o conteúdo escolar a ser aprendido tem que ser potencialmente significativo, ou seja, ele tem que ser lógica e psicologicamente significativo: o significado lógico depende somente da natureza do conteúdo, e o significado psicológico é uma experiência que cada indivíduo tem. Cada aprendiz faz uma filtragem dos conteúdos que têm significado ou não para si próprio.

Pelo exposto, verificamos que Ausubel acredita que os conhecimentos prévios dos alunos, associados ao cotidiano da criança, às suas vivências e experiências, são fundamentais para a construção de novos conhecimentos. Mediante essa consideração, perguntamo-nos: De que forma definir e conceituar uma prática na qual os participantes são pessoas e de todos depende a efetivação da mesma? Como defini-la se o sucesso acontece e ela pode transformar positivamente a vida dos envolvidos? Constatamos, assim, o quão difícil é definir aprendizagem, pois novos questionamentos surgem: De que forma ela acontece? O que acontece com o aprendiz para que consiga, com louvor, aprender?

Em relação a essa definição, Alexandre (2015, p. 52) argumenta:

> É praticamente impossível uma definição precisa e abrangente de um conceito tão amplo quanto o de aprendizagem. Até o momento a ciência e as correntes teóricas levantaram pressupostos sobre esse processo, mas ainda não foram capazes de responder com total certeza sobre o que ocorre no cérebro de uma pessoa quando ela aprende alguma coisa. É suposto que durante o processo de aquisição do conhecimento ocorrem modificações no sistema nervoso, porém essas mudanças ainda não foram precisamente detectadas.

Entender como a aprendizagem acontece, conhecer os aspectos relevantes e consideráveis para obtenção do sucesso no aprender, assim como identificar fatores fisiológicos e comportamentais são caminhos que conduzem a presente obra.

Convém ressaltarmos que aprender é uma prática necessária que acontece com pessoas, de pessoas e para pessoas. Quando, em alguma ação, os envolvidos são seres humanos, que pensam, sentem, agem e reagem, vários fatores interferem na efetivação da aprendizagem, como assevera Alexandre (2015, p. 51):

> A necessidade da aprendizagem é algo inerente em qualquer indivíduo desde o nascimento, não importando o grau de

capacidade ou de dificuldade que apresenta, portanto, essa necessidade deve ser estimulada com precisão e sabedoria, e o ambiente escolar, familiar e social são, sem dúvida, o lugar onde essa aprendizagem ocorre com mais satisfação, pois a criança constrói seu saber diário ao observar as pequenas coisas com as quais convive nesses ambientes.

O indivíduo nasce aprendendo e aprende em qualquer ação que acontece ao seu redor. Como ele sempre está em contato com coisas, situações, experiências e pessoas, constrói seu conhecimento. Nesse sentido, quanto mais situações vividas, mais serão os saberes acumulados e essas referidas experiências acontecem desde o seu nascimento e se perpetuam por toda a vida, seja no dia a dia, na rotina, no lazer, em casa e também na escola.

Nas palavras de Ramalho (s.d., p. 1),

> é por meio da Experiência, da Observação e da Exploração de seu ambiente, que a criança constrói seu conhecimento, modifica situações, reestrutura seus esquemas de pensamento, interpreta e busca soluções para fatos novos, o que favorece, e muito, o desenvolvimento intelectual da criança, principalmente, na fase pré-escolar.

Ao observar, visualizar e apalpar, a criança, não importando a idade, vai aprendendo, construindo seus conhecimentos e desenvolvendo suas habilidades, conforme expõe Alexandre (2015, p. 52):

> A aprendizagem diz respeito às mudanças permanentes de comportamento provocadas pela experiência, cujo principal objeto é a aquisição de alguma habilidade ou competência. Em se tratando de termos sensoriais, a aprendizagem envolve a diferença de sensações e de percepções, por meio da observação, identificação, discriminação ou reconhecimentos, assim, como a assimilação, a diferenciação, a generalização e a sistematização de programas motores simples, compostos e complexos.

Nessa perspectiva, todos que compõem o dia a dia do aprendiz participam, de alguma forma, do aprendizado que ele está construindo. Os ambientes que frequenta, os grupos que convive, as relações e experiências que troca em sua rotina, enfim, tudo faz parte da construção de saberes.

De igual modo, a escola, a família e a sociedade em volta, todos possuem seu papel nesse processo, pois o ato de aprender acontece de todas as formas e de todos os jeitos, não importando a hora e o lugar. No entanto, certamente há momentos melhores de se aprender e isso depende da percepção dos atores desse processo. Logo, inferimos que quanto mais conhecemos esses atores e o ambiente em que estão inseridos, melhor e mais adequado passa a ser o aprendizado.

Enquanto bebê, a criança está sob os cuidados de algumas pessoas do grupo familiar. À medida que cresce, aumentam os fatores que contribuem para seu aprendizado, e a escola é inserida como agente participante do aprendizado. Com essa transição o, agora, aluno começa a ter os primeiros contatos com a escola, com os professores, com os colegas, enfim, com todo o grupo escolar que participa da construção do seu aprendizado.

Consoante Alexandre (2015, p. 57),

> é importante compreender que a aprendizagem anda junto com o crescimento, é o adquirimento gradativo da independência pessoal. Nesse processo educativo a criança aprende a transferir os afetos para o grupo familiar e busca a identificação em colegas e professores.

À medida que vão crescendo, as crianças sentem, cada vez mais, a necessidade e a curiosidade de observar aquilo que ainda não conhecem, de manipular algo diferente e de identificar o desconhecido. Isso faz parte do desenvolvimento e, segundo Alexandre (2015, p. 55),

> aprender é a necessidade mais imperativa na vida da criança em sua fase inicial, na maioria das vezes elas aprendem

> brincando, de forma espontânea e alegre com outras crianças de sua faixa etária ou até mesmo com idade superior à sua. Para elas, o importante é adquirir conhecimento em tudo o que fazem.

Com esse desejo é que eles são inseridos no grupo escolar, buscando, explícita ou implicitamente, o novo. Eles estão aí para aprender e isso precisa ser feito. Logo, estímulo e motivação para que consigam desenvolver o aprendizado são instrumentos que podem ser usados como facilitadores no processo. Na visão de Ramalho (s.d., p. 1), "sabe-se que os princípios psicopedagógicos que estimulam as crianças a aprender estão inter-relacionados e são interdependentes, sendo eles a autoestima, a motivação, a aprendizagem e a disciplina".

À vista disso, toda criança com boa autoestima, com saúde física e mental, que se sente segura e determinada a buscar e conhecer o que não domina, e ainda, convicta do que quer e do que precisa, consegue atingir seu objetivo com mais facilidade.

Por conseguinte, a participação dos pais e dos professores é imprescindível. Outrossim, para que o aluno apresente realmente disposição e esteja ciente do que busca e confiante de seu potencial, ele precisa estar rodeado de pessoas que lhe transmitam segurança, amparo e afeto, pois como afirma Ramalho (s.d., p. 1),

> no campo afetivo, devemos ajudar as crianças a criar sentimentos positivos em relação a si mesmas. Quando a criança se sente útil e segura, o processo de aprendizagem escolar estará garantido. Sendo assim, a afetividade e atenção dos pais é muito importante.

Todos nós sabemos que uma das principais situações na qual se perde esse aparato físico e psicológico necessário para o aprendizado é quando o aprendiz está doente ou com algum sintoma que tire suas condições adequadas de desempenho. Por isso, o bem-estar físico e mental é muito importante para o aprendizado.

Nesse contexto, aumenta ainda mais a importância do professor, uma vez que ato de ensinar ou mediar a construção do conhecimento vai além de estimular, articular e incentivar. O educador deve também conhecer o seu aluno em todas as suas particularidades e usar isso da melhor forma possível. Inclusive deve ajudar o aluno a resolver os seus problemas, mostrar-lhe que ele é capaz, motivar o aprendizado e desenvolver atividades que aumentem a sua autoestima, pois isso minimiza as dificuldades encontradas no processo de ensino e aprendizagem.

Fernandéz (2001) e Inoue (1999), citados por Alexandre (2015, p. 52), esclarecem o papel do educador:

> Assim, tem-se no educador um dos principais responsáveis pelo sucesso ou insucesso do aprendiz, a peça-chave, que tem em mãos o poder de trabalhar não apenas o aprendizado de conhecimentos teóricos, mas também a afetividade dos alunos, pois quando a criança aprende a lidar com as diferentes emoções aprenderá a superar as diferentes dificuldades que enfrentará durante o percurso não só escolar, mas também na vida profissional e social.

Todo processo de aprendizagem traz consigo peculiaridades que precisam ser observadas. Assim sendo, alcançar o sucesso de aprender e ensinar não é tarefa para qualquer pessoa. O professor é quem conduz essa engrenagem, pois, com toda sua dedicação e entusiasmo, faz da sala de aula um lugar atraente, interessante e prazeroso. Contudo, muitas vezes, o docente enfrenta obstáculos que dificultam esse caminho, haja vista a carga horária exaustiva, a falta de apoio da família, a ausência de políticas públicas eficazes, as famílias desestruturadas, a desvalorização da sociedade, os alunos desinteressados e desmotivados, entre outros. Apesar de todas essas dificuldades, o professor se reinventa todos os dias, busca constantes formações e está diariamente tentando encontrar métodos e práticas que possam ser utilizadas em sua aula.

Em sua prática, o professor procura inovar constantemente, assim como procura estudar, pesquisar e evoluir em todos aspectos, com destaque às novas tecnologias que estão, a cada novo dia, adentrando as salas de aula, chamando a atenção de todos. A internet traz consigo muitas contribuições à educação, à pesquisa, ao conhecimento, à evolução, além de seus múltiplos atrativos que, de alguma forma, trazem para a sala de aula desmotivação e desinteresse.

Todo o planejamento do professor deve se voltar aos seus educandos, com adequações, motivações, metodologias e atrativos que possam chegar à obtenção do sucesso da aprendizagem de todos os alunos, observando as habilidades de cada um, as especificidades de cada núcleo familiar e as diferentes realidades da sociedade na qual estão inseridos. Consequentemente, o professor precisa de apoio, e toda a comunidade escolar deve caminhar lado a lado, pois o diálogo e as atitudes planejadas, pensadas e analisadas em conjunto são fundamentais para o aluno atingir objetivos no processo de aprendizagem. Assim, os pais, o grupo familiar e o ambiente em que os alunos residem são fatores consideráveis, visto que o aprendiz precisa estar bem, viver em boas condições, ter um bom convívio familiar, ter uma vida saudável e ter boas relações, pois tudo e todos participam do ato de aprender.

Ao se referir a esse aspecto, Alexandre (2015, p. 56) ressalta a importância da família:

> o ambiente onde a criança vive é fundamental para seu desenvolvimento enquanto cidadão, pois influencia em seu aprendizado, na interação com outras pessoas, especialmente com outras crianças, pois estão em fase de mudanças intensas, além, ainda, da apropriação dos costumes, tradições e valores que seu grupo social conhece e julga como necessários para sua vida em sociedade. Nesse sentido, quando se trata de aprendizagem escolar precisa-se considerar tudo que influencia na aprendizagem do educando, para que ele adquira efetivamente uma aprendizagem sólida e duradoura.

Pelo exposto, inferimos que o aluno, enquanto aprendiz, constrói seu conhecimento. Outrossim, como o ato de aprender agrega-se ao de ensinar, envolve todos que o cercam. Portanto, para que a efetivação do aprendizado aconteça, é preciso que o discente esteja bem amparado e observado por todos os envolvidos, pois como enfatiza Alexandre (2015, p. 57),

> Assim, o principal desafio dos pais e professores é ajudar a criança a adquirir confiança em si mesma, a acreditar na própria capacidade. É importante saber que as pessoas aprendem de diferentes maneiras e que sua energia pode ser encaminhada para encontrar estratégias adequadas para a aprendizagem, ao invés de procurar maneiras de esconder suas dificuldades. Por isso os educadores têm grande responsabilidade em detectar tais dificuldades e procurar saná-las. As crianças precisam de um ambiente estimulador, seguro, onde sejam motivadas a enfrentarem suas limitações.

Os pais, os professores e os cuidadores, quando em reparação de uma criança, conseguem perceber e analisar qualquer comportamento diferenciado. Desse modo, a criança que tem a vigília dos seus consegue administrar e solucionar problemas que possam interferir negativamente em seu aprendizado. No entanto, as crianças que não têm vida saudável, que não possuem um dia a dia adequado à sua idade, que não têm amparo social ou familiar para possíveis doenças, não conseguem, na prática de aprender, desenvolver habilidades e competências.

Em virtude de a criança ser fruto do meio em que vive, ela retrata os ambientes escolar, familiar e social. Por esse motivo, ela precisa estar inserida em situações que lhe tragam tranquilidade, leveza e bem-estar, conforme afirma Alexandre (2015, p. 58):

> Essas crianças precisam conhecer seus pontos fortes, precisam receber incentivos e elogios quando produzem algo, pois aprendem pela imagem de si mesmas que recebem do outro. Assim, pais e professores são os principais responsáveis por instigar na criança o conhecimento de suas capacidades e dificuldades.

O aprendiz, além de estar rodeado de ambientes e pessoas que somam no seu aprendizado e que propiciam a construção do conhecimento, precisa estar inerente a espaços e materiais que lhe condicionam a aprender, como argumenta Ramalho (s.d., p. 1):

> No campo cognitivo, devemos enriquecer e ampliar o vocabulário da criança. O aprendizado de novas palavras tem como objetivo possibilitar a obtenção de melhores resultados na escola e ajudar a criança a ordenar o pensamento em função do mundo em que vive.

O contato com livros, materiais de apoio impressos e digitais, conversas, jogos, leituras e pesquisas faz do aluno um eterno aprendiz, e como a construção do conhecimento acontece de todas as formas, o aprendiz precisa estar preparado para essa prática. Todavia, cada indivíduo carrega consigo algumas particularidades e cada um aprende de uma forma: alguns pelo envolvimento com o meio; outros, com as pessoas. O importante é respeitar os tempos e os espaços diferentes, sem deixar de observar suas realidades.

Alexandre (2015, p. 57) corrobora, afirmando que:

> A aprendizagem é um processo cognitivo, mas também um processo bastante complexo que envolve o ser humano na sua totalidade, emocionalmente, intelectualmente e fisicamente, sendo sempre um processo individual e subjetivo inerente a cada indivíduo, uma vez que envolve a personalidade de cada um, as suas expectativas e experiências pessoais, envolvendo, por isso, toda a sua história pessoal e a sua componente psíquica e mental. Por isso nem todas as pessoas aprendem as mesmas coisas a partir da interação com o meio físico, social e cultural que nos rodeia e nem todas as pessoas conseguem aprender as mesmas coisas da mesma maneira. Cada um aprende novas coisas apropriando essas aprendizagens à sua mente, à sua personalidade, ao seu

> próprio EU físico e psíquico, criando significados diferentes para essas mesmas aprendizagens. É efetuada uma síntese entre aquilo que somos e que já sabemos e aquilo que aprendemos de novo. O processo de aprendizagem ocorre tanto de maneira planejada, como de maneira natural, espontânea, mas ele é um processo constante e inacabado, pois acompanha o homem desde seu nascimento até o fim dos seus dias (grifo do autor).

Cada uma das diferentes realidades em que os indivíduos estão inseridos podem interferir no aprendizado. Por conseguinte, as situações vividas diariamente podem caracterizar o aprender de um aluno e, da mesma forma, todos os fatores que o rodeiam precisam ser observados e caracterizados, inclusive o aspecto físico.

Em conformidade com Alexandre (2015, p. 54),

> esse processo de aquisição de conhecimento pode ser agradável ou doloroso, depende, enfim, de como é adquirido. Em primeira instância é um processo cognitivo, e como processo, está inter-relacionado há inúmeros fatores que envolvem o homem em sua totalidade: emocional, físico e intelectualmente. É sempre um processo subjetivo e individual, inerente a cada pessoa, uma vez que ele envolve aspectos da personalidade de cada um e está ligado às expectativas, experiências, anseios e receios, envolvendo, desta forma, toda a história pessoal. Assim, nem todas as pessoas aprendem as mesmas coisas da mesma maneira e com a mesma profundidade, cada indivíduo aprende coisas novas atribuindo-lhes significados ou valores diferentes de acordo com sua história pessoal e a história de seu grupo social, pois a aprendizagem está vinculada aos estímulos que se recebe do meio onde se vive.

Adquirir conhecimento não é uma tarefa fácil; pode ser exaustiva, entediante, trabalhosa, pois exige tempo, interesse e curiosidade, porém aprender traz consigo vários benefícios. Assim sendo, conhecer o desconhecido é fundamental e deve ser prazeroso.

3.2 O PAPEL DO APRENDIZADO

Aprender é uma prática significativa que envolve todos e tudo o que rodeia o aprendiz, por isso sua efetivação possui o poder de transformar e de modificar todos que participam do processo, como esclarece Alexandre (2015, p. 51):

> Alguns teóricos consideram a aprendizagem como um processo mútuo, em que o aprendiz utiliza-se de inúmeras maneiras e diferentes mecanismos para aprender. Ao aprender algo novo tem seu comportamento modificado em vários aspectos, lhe proporcionando um novo olhar sobre a realidade empírica.

O ser humano, como ser pensante, está em constante aprendizado. Em virtude disso, conhecer e acompanhar a evolução são práticas que possibilitam às pessoas, às comunidades e à sociedade em geral tornarem-se melhores e mais preparadas. Ou seja, quando o indivíduo conhece, ele constrói suas ideias, fala com propriedade, é flexível, ouve e expõe seus pensamentos; ao se tornar independente e não manipulável, constrói em si instrumentos que facilitam sua vida e sua rotina diária.

Para Alexandre (2015, p. 56),

> dentro do processo de aprendizagem deve-se considerar a construção do conhecimento e a construção de si próprio como ser pensante e criativo. Assim, a criança no ato de aprendizagem, além de aprender coisas novas, constrói sua própria imagem, suas características básicas.

Quando estamos aprendendo, estamos conhecendo o novo; quando estamos ensinando, além de aprendermos, transmitimos experiências, estimulamos conhecimentos e propagamos o que foi aceito.

O ato de aprender e o ato de ensinar carregam em si, além do conhecimento, o privilégio de sermos propagadores de boas relações, bons exemplos e exercermos o bom senso. Preservar a natureza, respeitar as pessoas, não admitir o preconceito, desenvolver a empatia, entre outras, são atitudes também desenvolvidas pelo aprendizado, como assevera Alexandre (2015, p. 52):

> Nos dias atuais a aprendizagem continua sendo o principal canal de transmissão de normas e valores, em que por meio de um processo dinâmico e progressivo tem facultado ao indivíduo múltiplas situações de aprendizagem, possibilitando-lhe a construção do conhecimento de maneira bem mais atraente.

Nas palavras do autor, percebemos o quanto a aprendizagem contribui para a evolução intelectual e social do ser humano, e evoluir nas ações e nos comportamentos também interfere na evolução de uma sociedade. Isso porque aquilo que vivemos, conhecemos e experimentamos, agregando ao que ouvimos, observamos e construímos, contribui para o desenvolvimento de todos os envolvidos, tanto dos que ensinam quanto dos que aprendem. E aquilo que construímos e aprendemos serve como fio condutor para os que também buscarão o conhecimento. Assim, o processo não para, apenas evolui, transforma-se e é aprimorado. No que tange a esse processo, Alexandre (2015, p. 53) ainda acrescenta:

> Dessa maneira, a aprendizagem é vista como um processo de mudança de comportamento obtido por meio da experiência construída por fatores emocionais, neurológicos, relacionais e ambientais resultantes da interação entre estruturas mentais e o meio ambiente em que se vive, levando em consideração os conceitos culturais que o grupo social conhece

e considera correto. É, então, o resultado das experiências anteriormente adquiridas, visto que cada experiência acrescenta aos indivíduos novos saberes, e são justamente esses saberes que trazem mudanças de comportamento. Se antes de aprender o indivíduo agia de forma incorreta, agora, com a aprendizagem, irá agir de forma diferente, demonstrando que aprendeu.

Com base nisso, observamos que a escola, participante ativa no processo de ensinar, tem sua função identificada no ato de evoluir, modificar e melhorar a sociedade em que está inserida. Outrossim, para que consiga desenvolver o seu papel com eficiência nesse contexto, a escola deve estar preparada para o ato de ensinar, isto é, precisa conhecer para poder mostrar, assim como vivenciar para exemplificar.

Quando nos referimos à escola, englobamos todo o grupo escolar, principalmente o professor, pois é agente direto e fundamental no processo e possui o contato constante com o aluno aprendiz. Quando ensina, o professor também aprende, pois o ato de mediar a construção de conhecimento também o torna aprendiz, visto que, para ensinar, é preciso dominar determinado conhecimento e, para estimular uma busca de informações, é necessário compreender a importância de possuir essa informação, como enfatiza Alexandre (2015, p. 51):

> A sociedade atual por estar em um contexto que sofre constantes modificações estruturais exige do sistema educacional adaptações capazes de preparar o educando para assumir uma vida profissional satisfatória às exigências do mercado de trabalho, bem como ainda saber lidar com diferentes situações e emoções. Assim, cabe ao educador estar inteirado destas transformações e conduzir o educando a um bom aprendizado. Para auxiliar nessa jornada educacional, existem várias teorias, como o Inatismo, o Empirismo, o Behaviorismo, o Construtivismo, o Interacionismo, entre outras, que ao longo do percurso escolar servem de apoio no processo de aprendizagem.

Assim, compreendemos a importância do professor, da escola, dos grupos escolar e familiar no processo de aprender, haja vista que o aprendizado necessita de vários fatores para acontecer, e o aluno conta com todos os meios para atingir o sucesso em seu aprendizado. Pensando nisso, nesta obra, tratamos da rinite e sua alteração em aspectos de saúde física do aluno e procuramos analisar se essa afecção, quando sintomática, influencia o aprendizado deste em sala de aula.

Relevante apontarmos que, quando projetamos uma investigação que vislumbra o aprendizado de crianças e adolescentes, consideramos de grande importância a reflexão sobre as teorias de aprendizado destacadas por escritores que estudam e defendem linhas de pensamento, pois, para Ronca (1994, p. 91), "uma teoria de ensino tem por base a construção de princípios que possam ser adaptados tanto a diferentes sujeitos como a diferentes situações."

Complementarmente, Silva (2014, p. 37) acrescenta:

> Mudanças que vêm ocorrendo no cenário social mundial nas últimas décadas, atribuídas aos avanços científicos e tecnológicos, têm desencadeado transformações em todas as áreas do conhecimento. Essas alterações exibem um mundo globalizado, cuja satisfação das exigências dele advindas requer que o cidadão experiencie situações de construção de conhecimentos que o auxiliem no desenvolvimento de habilidades cognitivas capazes de proporcionar o letramento científico em relação às novas demandas.

Conhecermos, portanto, um pouco melhor algumas teorias da aprendizagem desenvolvidas por alguns autores é essencial para a discussão que apresentamos aqui. Nossa abordagem se volta, então, a algumas peculiaridades de como se dá o aprendizado quando o aprendiz apresenta alguma alteração física e psicológica, neste caso, causada pela rinite alérgica.

3.3 A APRENDIZAGEM SEGUNDO AUSUBEL

David Ausubel, nascido em 1918, em seu estudo, dirigiu sua atenção para o conhecimento, observação e relação de materiais bibliográficos que pudessem servir como instrumento de apoio à prática escolar.

Consoante Ronca (1994, p. 91), "um dos aspectos mais importantes da vasta obra de David Ausubel foi a sua preocupação em construir uma teoria de ensino que pudesse ajudar os professores no seu desempenho em sala de aula." Isso porque ele defendia a ideia de que o aluno inicia sua construção de conhecimento com aquilo que traz consigo, com suas experiências vividas e seus saberes vivenciados.

Para Rouca (1994, p. 92),

> o ponto de partida da teoria de ensino proposta por Ausubel é o conjunto de conhecimentos que o aluno traz consigo. A este conjunto de conhecimentos, Ausubel dá o nome de estrutura cognitiva e, segundo ele, é a variável mais importante que o professor deve levar em consideração no ato de ensinar. O professor deve estar atento tanto para o conteúdo como para as formas de organização desse conteúdo na estrutura cognitiva. O conteúdo que é assimilado pela estrutura cognitiva assume uma forma hierárquica, onde conceitos mais amplos se superpõem a conceitos com menor poder de extensão.

Nesse contexto, Ausubel desenvolve estudo sobre a aprendizagem e a caracteriza como significativa. De modo complementar, Silva (2014, p. 38) afirma:

> Ausubel (1973) explica que a Aprendizagem Significativa é o processo pelo qual um novo conhecimento se relaciona de maneira não arbitrária e não literal à estrutura cognitiva do estudante, de modo que o conhecimento prévio do educando interage, de forma significativa, com o novo conhecimento que lhe é apresentado, provocando mudanças em sua estrutura cognitiva.

O mesmo autor ainda acrescenta:

> De acordo com Moreira e Masini (2006), à medida que ocorre a aprendizagem significativa, conceitos são desenvolvidos, elaborados e diferenciados em decorrência de sucessivas interações, o que leva à diferenciação progressiva e à reconciliação integrativa (SILVA, 2014, p. 40).

Ausubel, representante do cognitivismo, propõe a Teoria da Aprendizagem Significativa como uma explicação teórica do processo de aprendizagem, a fim de clarificar a aprendizagem escolar e o ensino em geral. Para Ronca (1994, p. 92): "A estabilidade na memória de um material significativo é ampliada pela ancoragem na estrutura cognitiva. O estabelecimento de uma rede de conceitos interligados e com níveis de inclusividade diferenciados aumenta a resistência ao esquecimento."

> Nesta perspectiva, a aprendizagem significativa é um processo cognitivo no qual o conceito de mediação está plenamente presente, pois para que haja aprendizagem significativa é necessário que se estabeleça uma relação entre o conteúdo que vai ser aprendido e aquilo que o aluno já sabe, seja uma imagem, um conceito ou uma proposição (SILVA, 2014, p. 40).

Para melhor compreendermos esse processo, é fundamental recuperarmos o conceito de cognição que, segundo o dicionário Aurélio (2016, p. 220), caracteriza-se como "ato de conhecer, de assimilar, e organizar percepções, experiências, informações, formando e desenvolvendo comportamentos e capacidades (corporais, mentais)."

Em conformidade com Moreira e Masini (2006 apud SILVA, 2014, p. 37), "a psicologia cognitivista, também conhecida por cognitivismo, é uma parte da psicologia que se preocupa com o processo da compreensão, transformação, armazenamento e uso da informação envolvida na cognição." Em sua obra, Silva (2014, p. 37) também ressalta: "[...] a estrutura cognitiva aporta e organiza as informações de qualquer modalidade do conhecimento, armazenadas pelo estudante, conduzindo-o à aprendizagem cognitiva".

O respectivo autor (2014, p. 25) ainda esclarece:

> Entende-se que a organização cognitiva do educando é relevante para a aprendizagem de conceitos científicos, pois estes são constituídos por uma organização de conceitos e proposições que formam um conjunto de novas relações, que interagem com uma estrutura de conhecimento específica, denominada por Ausubel (1973) de subsunçor [...] subsunçor é uma estrutura específica na qual uma nova informação pode se agregar ao cérebro humano, que é altamente organizado e detentor de uma hierarquia conceitual, que armazena experiências prévias do sujeito.

De acordo com essa teoria, podemos afirmar que a nossa bagagem cultural, educacional e social são basilares para a aquisição de novos conhecimentos. Pensando assim, percebemos que as novas informações que chegam ao nosso cérebro dependem dos subsunçores para incrementar nosso conhecimento.

Ao se referir a essa teoria, Ronca (1994, p. 93) assevera:

> O modelo proposto por Ausubel exige a incorporação de novos conceitos e informações em uma estrutura cognitiva que se organiza de uma forma particular. O paradigma da transferência aplica-se a que transferência refere-se ao impacto da experiência prévia sobre a aprendizagem atual. Mas, experiência prévia neste caso é entendida como aquela cumulativamente adquirida, hierarquicamente organizada em um corpo de conhecimento estável que é organicamente relacionável à nova tarefa de aprendizagem.

Para cada incorporação de novos fatos e ideias que nosso cérebro recebe, ele processa novos significados com base nas experiências, no conhecimento e nos subsunçores que já possui armazenados, conforme especifica Silva (2014, p. 38): "Nessa linha de raciocínio, Ausubel (1973) entende que a aprendizagem é uma organização e uma integração do material na estrutura cognitiva, por meio de uma estrutura hierárquica de conceitos."

Frente a isso, devemos sempre tentar fazer com que nosso aprendiz possua um conhecimento prévio cada vez mais amplo e de fácil estimulação, aumentando seus sítios de ancoragem para que o conteúdo possa ser fixado. Não obstante, o aprendizado é dificultado no caso de o aluno não dispor de subsunçores para ancorar as novas aprendizagens, ou então, constatar que os subsunçores existentes em sua estrutura cognitiva não são satisfatórios e estáveis para desempenhar as funções de ancoragem do novo conhecimento. Em decorrência disso, buscar e implementar estratégias para criar esse arcabouço e fortalecê-lo é primordial para que o aprendizado ocorra de modo efetivo, e essa tarefa compete principalmente ao professor e à escola como um todo.

> Cabe explicar que a estrutura cognitiva pode ser fortalecida por meio de estratégias de ensino, do emprego de sequências na apresentação dos conteúdos, da realização de feedback dos conteúdos, entre outros. Mas, se com todos esses artefatos o conteúdo escolar a ser aprendido não conseguir ancorar-se em um conhecimento já internalizado, ocorrerá uma aprendizagem mecânica (SILVA, 2014, p. 39).

Ao se referir à aprendizagem mecânica, o mesmo estudioso baseia-se na definição apontada por Ausubel, isto é:

> Ausubel (1973, p. 23) define aprendizagem mecânica como aquela que encontra pouca ou nenhuma informação prévia na estrutura cognitiva dos estudantes, com a qual se possa relacionar, não promovendo a interação entre o que já está

> armazenado e as novas informações. Assim, quando as novas informações são aprendidas sem interagir com conceitos relevantes existentes na estrutura cognitiva, o estudante decora fórmulas e leis, mas as esquece tão logo realiza a avaliação (SILVA, 2014, p. 40).

Pelo exposto, deduzimos que, quanto menos subsunçores temos, mais a nossa aprendizagem torna-se mecânica; consequentemente, torna-se mais difícil.

De acordo com o estudo de Silva (2014, p. 40),

> Moreira (1999, p. 154) explica que a aprendizagem se torna mecânica quando produz uma menor aquisição e atribuição de significado, passando a nova informação a ser armazenada isoladamente ou por meio de associações arbitrárias na estrutura cognitiva do estudante.

No entanto, é preciso compreendermos que a aprendizagem mecânica está presente no nosso dia a dia e ela tem uma certa importância em alguns momentos do aprendizado. Por isso, cabe ao professor observá-la, como menciona Silva (2014, p. 40): "Nesse sentido, a aprendizagem mecânica é necessária para os estudantes, no caso da apresentação de conceitos novos, transformando-os, posteriormente, em aprendizagem significativa."

Ao tratar das aprendizagens mecânica e significativa, Silva (2014, p. 40) enfatiza:

> Ausubel, Novak e Hanesian (1980) também explicam que na aprendizagem por descoberta, quer seja a mecânica ou a significativa, o estudante deve reagrupar informações, integrá-las à estrutura cognitiva existente, reorganizar e transformar a combinação integrada de tal forma que dê origem ao produto final desejado ou à descoberta de uma relação perdida entre meios e fins. Concluída a aprendizagem por descoberta, o conteúdo descoberto torna-se significativo,

da mesma forma que o conteúdo apresentado torna-se significativo na aprendizagem por recepção.

Ao evidenciar o processo de aprendizado, Ronca (1994, p. 93) também dá sua contribuição. Para o autor, "se um novo conteúdo interagir com um conceito mais amplo, os efeitos iniciais da inclusividade se darão tanto na facilitação da aprendizagem como na própria retenção da informação."

3.4 A APRENDIZAGEM SEGUNDO VIGOTSKY

Lev Vigotsky, pensador que nasceu em 1896, direcionou seus estudos à relação do aprendizado com vivências presenciadas no dia a dia, reforçando a ideia de que as nossas peculiaridades se formam nas relações entre o homem e a sociedade.

> Vigotsky trabalha com teses dentro de suas obras as quais são possíveis descrever como a relação indivíduo/sociedade, em que afirma que as características humanas não estão presentes desde o nascimento, nem são simplesmente resultados das pressões do meio externo. Elas são resultados das relações homem e sociedade, pois quando o homem transforma o meio na busca de atender suas necessidades básicas, ele transforma-se a si mesmo. A criança nasce apenas com as funções psicológicas elementares, e a partir do aprendizado da cultura, estas funções transformam-se em funções psicológicas superiores, sendo estas o controle consciente do comportamento, a ação intencional e a liberdade do indivíduo em relação às características do momento e do espaço presente (PISONI, 2012, p. 146).

As relações, quando amparadas por ambientes e sujeitos que prezam pelos bons valores e intermediadas por pessoas que zelam pela cidadania e autonomia, resultam em uma interação construtiva, conforme defendem Coelho e Pisoni (2012, p. 146):

> O desenvolvimento do psiquismo humano é sempre mediado pelo outro que indica, delimita e atribui significados à realidade. Dessa forma, membros imaturos da espécie humana vão aos poucos se apropriando dos modos de funcionamento psicológico, comportamento e cultura. Neste caso podemos citar a importância da inclusão de fato, onde as crianças com alguma deficiência interajam com crianças que estejam com desenvolvimento além, realizando a troca de saberes e experiências, onde ambos passam a aprender juntos.

Qualquer indivíduo que possui alguma limitação, seja ela permanente ou momentânea, possui condições de aprender. Para que isso realmente aconteça, os ambientes nos quais ele vive e as pessoas que participam desse processo devem estar preparados para adequar o ensino a esse contexto.

Segundo Coelho e Pisoni (2012, p. 146),

> Vigotsky defende a educação inclusiva e acessibilidade para todos. Devido ao processo criativo que envolve o domínio da natureza, o emprego de ferramentas e instrumentos, o homem pode ter uma ação indireta, planejada tendo ou não deficiência. Pessoas com deficiência auditiva, visuais, e outras podem ter um alto nível de desenvolvimento, a escola deve permitir que dominem depois superem seus saberes do cotidiano. As crianças cegas podem alcançar o mesmo desenvolvimento de uma criança normal, só que de modo diferente, por outra via, é muito importante para o pedagogo conhecer essa peculiaridade, é a lei da compensação. O limite biológico não é o que determina o não desenvolvimento do surdo, cego. A sociedade, sim, é quem vem criando estes limites para que os deficientes não se desenvolvam totalmente.

Analisando ainda mais as ideias de Vigostky, Coelho e Pisoni (2012,

p. 146) citam a segunda tese do pesquisador, a qual realça a importância da cultura e do meio social na construção do indivíduo.

> A segunda refere-se à origem cultural das funções psíquicas que se originam nas relações do indivíduo e seu contexto social e cultural. Isso mostra que a cultura é parte constitutiva da natureza humana, pois o desenvolvimento mental humano não é passivo, nem tão pouco independente do desenvolvimento histórico e das formas sociais da vida. O desenvolvimento mental da criança é um processo contínuo de aquisições, desenvolvimento intelectual e linguístico relacionado à fala interior e pensamento.

Nesse ponto, Vigostky deixa claro que o efeito subjetivo e psicológico de tudo o que fizemos e vivenciamos se incorpora às nossas idiossincrasias e se tornam indissociáveis do nosso ser, o que nos diferencia ainda mais dos animais e nos torna diferentes entre nós mesmos.

Na concepção de Coelho e Pisoni (2012, p. 147),

> Vygotsky tinha como objetivo constatar como as funções psicológicas, tais como memória, a atenção, a percepção e o pensamento aparecem primeiro na forma primária para, posteriormente, aparecerem em formas superiores. Assim é possível perceber a importante distinção realizada entre as funções elementares (comuns aos animais e aos humanos) e as funções psicológicas superiores (especificamente vinculadas aos humanos).

Ao analisarem a terceira tese, Coelho e Pisoni (2012, p. 147) comentam:

> A terceira tese refere-se à base biológica do funcionamento psicológico. O cérebro é o órgão principal da atividade mental, sendo entendido como um sistema aberto, cuja estrutura e funcionamento são moldados ao longo da história, podendo mudar sem que hajam transformações físicas no órgão.

Mais adiante, neste livro, tratamos da aprendizagem segundo a ciência e constatamos que o cérebro está sempre em transformação, adaptando-se àquilo que nos expomos e fazendo conexões químicas que nos dão o suporte biológico para sermos eternamente aprendizes.

Ao tratarem da quarta tese de Vigotsky, Coelho e Pisoni (2012, p. 147) assim a definem: "A quarta tese faz referência à característica de mediação presente em toda a vida humana, em que usamos técnicas e signos para fazermos mediação entre seres humanos, e estes com o mundo." Um exemplo disso é a fala, que é uma exclusividade da espécie humana. É, pois, na convivência com o mundo, que a pessoa usa a linguagem e os outros sentidos. Associando estes aos objetos físicos disponíveis na sua cultura e no seu meio, ela promove o seu desenvolvimento e o desenvolvimento do outro.

No que tange ao aprendizado, Vigostky defende a ideia de que a construção de conhecimento é constante e contínua, pois inicia muito antes do contato com a escola e, a cada novo dia e em cada nova situação, ele vai se agregando e sendo complementado.

Lucci (2006, p. 4), ao abordar a teoria de Vigotsky, afirma:

> A teoria por ele proposta surge como meio de superar o quadro apresentado pela psicologia, que se encontrava dividida em duas orientações: a naturalista e a mentalista. Na sua percepção, tal divisão acentuava a questão do dualismo mente-corpo, natureza-cultura e consciência-atividade.

Ainda acrescenta:

> Vigotsky formula sua teoria por entender que os mentalistas e os naturalistas não explicavam cientificamente os processos mentais superiores. No seu entender, os naturalistas, ao aderirem aos métodos das ciências naturais, limitavam-se ao estudo de processos psicológicos relativamente simples, tais como as sensações ou comportamentos observáveis, mas ao se depararem com funções complexas, fracionavam-nas

> em elementos simples ou adotavam um dualismo que abria espaço para a especulação arbitrária. Já com relação aos mentalistas, ele ponderava que estes, por sua vez, levavam em consideração os fenômenos do "espírito" e, a partir de um apriorismo fenomenológico ou do idealismo, descreviam os processos mentais superiores, mas alegavam que era impossível explicá-los ou explicavam-nos de uma forma arbitrária e especulativa (LUCCI, 2006, p. 6, grifo do autor).

Analisando a teoria de Vigostky, acreditamos que o desenvolvimento é ativo, contínuo e com velocidades diferentes em cada indivíduo. Ademais, como depende da estrutura biológica de cada um, das interações com o meio e da cultura vivenciada, o desenvolvimento é muito particular e imprevisível, pois essas variáveis são mutáveis, como expõe Lucci (2006, p. 7):

> Ele observou que o ponto de partida são as estruturas orgânicas elementares, determinadas pela maturação. A partir delas formam-se novas e cada vez mais complexas funções mentais, dependendo da natureza das experiências sociais da criança. Nesta perspectiva, o processo de desenvolvimento segue duas linhas diferentes em sua origem: um processo elementar, de base biológica, e um processo superior, de origem sociocultural.

Coelho e Pisoni (2012, p. 148) comentam também que as relações fazem parte do aprendizado, ou seja,

> [...] a aprendizagem é um processo contínuo e a educação é caracterizada por saltos qualitativos de um nível de aprendizagem a outro, daí a importância das relações sociais. Dois tipos de desenvolvimento foram identificados: o desenvolvimento real, que se refere àquelas conquistas que já são consolidadas na criança, aquelas capacidades ou funções

> que realiza sozinha sem auxílio de outro indivíduo. Já o desenvolvimento potencial se refere àquilo que a criança pode realizar com auxílio de outro indivíduo. Neste caso as experiências são muito importantes, pois ele aprende através de diálogo, colaboração, imitação.

A distância entre os dois níveis de desenvolvimento é denominada zona de desenvolvimento potencial ou proximal e, de acordo com o que prescreve, a criança precisa de alguém ou algo que a ensine e a ajude a realizar uma determinada atividade até ela poder realizar sozinha.

Sob essa lógica, Coelho e Pisoni (2012, p. 148) salientam: "por isso Vigotsky afirma que aquilo que é zona de desenvolvimento proximal hoje será o nível de desenvolvimento real amanhã – ou seja, aquilo que uma criança pode fazer com assistência hoje, ela será capaz de fazer sozinha amanhã."

Sabemos o quanto é errado avaliar a criança somente no seu potencial real, ou seja, somente no que ela é capaz de fazer. Fundamentando-nos nesse conceito, sentimos a necessidade de elaborar estratégias pedagógicas que possam atuar nesse período e, assim, facilitar o desenvolvimento da criança. Para Coelho e Pisoni (2012, p. 148), "esta, é a zona cooperativa do conhecimento. O mediador ajuda a criança a concretizar o desenvolvimento que está próximo, ou seja, ajuda a transformar o desenvolvimento potencial em desenvolvimento real."

Quando a criança chega à escola, já traz consigo uma série de conhecimentos adquiridos em seu meio social e cultural e os associa à sua capacidade biológica. Na escola, ela desenvolve outros tipos de conhecimento e também pode alterar as mais diferentes variáveis com o passar do tempo. Em virtude disso, Coelho e Pisoni (2012, p. 149) argumentam:

> Assim, se divide o conhecimento em dois grupos: aqueles adquiridos da experiência pessoal, concreta e cotidiana, que são chamados de "conceitos cotidianos ou espontâneos", caracterizados por observações, manipulações e vivências

> diretas da criança. Já os "conceitos científicos" adquiridos em sala de aula se relacionam àqueles não diretamente acessíveis à observação ou ação imediata da criança.

Consoante Coelho e Pisoni (2012, p. 149): "A escola tem papel fundamental na formação dos conceitos científicos, proporcionando à criança um conhecimento sistemático de algo que não está associado à sua vivência direta principalmente na fase de amadurecimento." Ao colocarem em evidência o papel da escola, seguindo a teoria de aprendizagem de Vigotsky, os estudiosos também afirmam:

> A escola se torna importante a partir do momento em que dentro dela o ensino é sistematizado, sendo atividades diferenciadas das extraescolares, e lá a criança aprende a ler, escrever, obtém domínio de cálculos, entre outras, assim expande seus conhecimentos (COELHO; PISONI, 2012, p. 149).

Para os respectivos autores, a escola, sozinha, não pode construir conhecimento, ou seja,

> também não é pelo simples fato da criança frequentar a escola que ela estará aprendendo, isso dependerá de todo o contexto, seja questão política, econômica ou métodos de ensino. Conforme foi visto até aqui, aulas onde o aluno fica ouvindo e memorizando conteúdos não bastam para se dizer que o aprendizado ocorreu de fato, o aprendizado exige muito mais (COELHO; PISONI, 2112, p. 149).

Os mesmos autores ainda fazem referência à prática da escola e à influência exercida pelos professores.

> O trabalho pedagógico deve estar associado à capacidade de avanços no desenvolvimento da criança, valorizando o desenvolvimento potencial e a zona de desenvolvimento

> proximal. A escola deve estar atenta ao aluno, valorizar seus conhecimentos prévios, trabalhar a partir deles, estimular as potencialidades, dando a possibilidade deste aluno superar suas capacidades e ir além em seu desenvolvimento e aprendizado (COELHO; PISONI, 2012, p. 149).

Mediante o que expomos até aqui, temos a certeza de que o bem-estar físico do aprendiz deve ser buscado, valorizado, interrogado no processo de ensino-aprendizado. No caso de manifestar-se alterado, deve ser percebido e remediado para que, assim, seja mantida a importância da boa relação, do ato de conhecer-se e de uns perceberem e observarem os outros.

Em relação a essa perspectiva, Coelho e Pisoni (2012, p. 150) afirmam:

> Para que o professor possa fazer um bom trabalho, ele precisa conhecer seu aluno, suas descobertas, hipóteses, crenças, opiniões, desenvolvendo diálogo, criando situações onde o aluno possa expor aquilo que sabe. Assim, os registros, as observações são fundamentais tanto para o planejamento e os objetivos quanto para a avaliação.

Em sua abordagem a respeito do desenvolvimento, Lucci (2006, p. 8) comenta:

> Segundo Vygotsky, o desenvolvimento mental é marcado pela interiorização das funções psicológicas. Essa interiorização não é simplesmente a transferência de uma atividade externa para um plano interno, mas é o processo no qual esse interno é formado. Ela constitui um processo que não segue um curso único, universal e independente do desenvolvimento cultural. O que nós interiorizamos são os modos históricos e culturalmente organizados de operar com as informações do meio.

Nessa linha de pensamento, entendemos que o aprendizado e o desenvolvimento estão interligados e, desse modo, um facilita o outro. Em síntese, a criança que for mais desenvolvida, aprenderá mais facilmente. Além disso, somente haverá desenvolvimento se houver aprendizado.

Para Lucci (2006, p. 9):

Nessa perspectiva, a aprendizagem é encarada como um processo que antecede o desenvolvimento, ampliando-o e possibilitando a sua ocorrência. Em outras palavras, os processos de aprendizagem e desenvolvimento se influenciam mutuamente, gerando condições de que quanto mais aprendizagem, mais desenvolvimento e vice-versa.

3.5 A APRENDIZAGEM SEGUNDO WALLON

Henri Wallon, nascido em 1879, desenvolveu a teoria da aprendizagem baseada no meio em que a pessoa está inserida, conforme explicitam Dourado e Prandini (2012, p. 23):

> Psicogenética, essencialmente sociocultural e relativista, com forte lastro orgânico, a teoria de Wallon considera o desenvolvimento da pessoa completa integrada ao meio em que está imersa, com os seus aspectos afetivo, cognitivo e motor também integrados.

O mesmo autor fala da importância de conhecermos o real conceito de meio, isto é:

> O conceito de meio é fundamental na teoria walloniana. Nela, como já foi acima referido, a pessoa constitui-se na integração de seu organismo com o meio, estando o social sobreposto ao natural. As atitudes da pessoa são consideradas complementares às do meio, tanto quanto determinadas pelas suas disposições individuais e pelo papel e lugar que

ocupa no grupo social. Portanto, a pessoa deve ser vista integrada ao meio do qual é parte constitutiva e no qual, ao mesmo tempo, se constitui (DOURADO; PRANDINI, 2012, p. 26).

O Centro de Referência Educacional (2015, p. 2), em seu site, fundamenta-se em Dantas (1992) e assim define a teoria de Wallon:

> A gênese da inteligência para Wallon é genética e organicamente social, ou seja, "o ser humano é organicamente social e sua estrutura orgânica supõe a intervenção da cultura para se atualizar" (DANTAS, 1992). Nesse sentido, a teoria do desenvolvimento cognitivo de Wallon é centrada na psicogênese da pessoa completa.

Sob essa ótica, verificamos que a constituição da pessoa se dá, de forma vivenciada, de acordo com suas condições biológicas, com o meio social e com a cultura. Estas constituem as condições, as possibilidades e os limites do desenvolvimento humano. Desse modo, qualquer alteração orgânica, social ou cultural afeta o crescimento intelectual e o aprendizado. Isso tudo acontece ao mesmo tempo e de modo conectado uns com os outros, conforme especifica o site Centro de Referência Educacional (2015, p. 4): "Considera que não é possível selecionar um único aspecto do ser humano e vê o desenvolvimento nos vários campos funcionais nos quais se distribui a atividade infantil (afetivo, motor e cognitivo)."

No mesmo site, encontramos o seguinte comentário:

> Para ele, o estudo do desenvolvimento humano deve considerar o sujeito como geneticamente social e estudar a criança contextualizada, nas relações com o meio. Wallon recorreu a outros campos de conhecimento para aprofundar a explicação dos fatores de desenvolvimento (neurologia, psicopatologia, antropologia, psicologia animal).

Em conformidade com Dourado e Prandini (2012, p. 26),

> a Teoria das Emoções é de grande importância na obra de Wallon. Segundo o autor, a emoção é a exteriorização da afetividade, um fato fisiológico nos seus componentes humorais e motores e, ao mesmo tempo, um comportamento social na sua função de adaptação do ser humano ao seu meio.

Ainda para o autor,

> a emoção, antes da linguagem, é o meio utilizado pelo recém-nascido para estabelecer uma relação com o mundo humano. Gradativamente, os movimentos de expressão, primeiramente fisiológica, evoluem até se tornarem comportamentos afetivos mais complexos, nos quais a emoção, aos poucos, cede terreno aos sentimentos e depois às atividades intelectuais (DOURADO; PRANDINI, 2012, p. 26).

As emoções, como veremos mais adiante na abordagem sobre o cérebro humano, quando presente nas relações, pode facilitar o processo de aprendizagem. No entanto, se demasiadas, podem atrapalhá-lo; em algumas situações, elas se sobrepõem ao raciocínio e ao conhecimento.

Segundo Dourado e Prandini (2012, p. 26),

> para Wallon, a emoção precede nitidamente o aparecimento das condutas do tipo cognitivo e é um processo corporal que, quando intenso, pode impulsionar a consciência a se voltar para as alterações proprioceptivas, prejudicando a percepção do exterior. Em virtude de seu poder de sobrepor-se à preponderância da razão, é necessário, segundo Wallon, manter-se uma "baixa temperatura emocional", para que se possa trabalhar as funções cognitivas (grifo do autor).

Ademais, para Wallon (apud DOURADO; PRANDINI, 2012, p. 26), "a razão é o destino final do homem." Considerando esse princípio, os referidos autores elencam as etapas da teoria da aprendizagem apresentada por Wallon, a saber:

> Durante a primeira etapa, denominada por Wallon de Estágio Impulsivo, os atos da criança têm o objetivo de chamar a atenção do adulto por meio de gestos, gritos e expressões, para que ele satisfaça as suas necessidades e garanta assim a sua sobrevivência. Nesta etapa, denominada por Wallon de Estágio Sensório-Motor, a criança aprende a conhecer os outros como pessoas em oposição à sua própria existência. Na etapa seguinte, denominada Categorial, idade de escolaridade obrigatória na maioria dos países, o desenvolvimento cognitivo da criança está aguçado e a sua sociabilidade ampliada. A criança se vê capaz de participar de vários grupos com graus e classificações diferentes, segundo as atividades de que participa. Esta etapa é importante para o desenvolvimento das aptidões intelectuais e sociais da criança (DOURADO; PRANDINI, 2012, p. 27).

O mesmo autor também enfatiza: "Para Wallon, o processo de socialização da pessoa não se dá apenas no seu contato com o outro nas diversas etapas do desenvolvimento e da vida adulta, mas também no contato com a produção do outro" (DOURADO; PRANDINI, 2012, p. 27). Dessa forma, compusemo-nos do que somos internamente, do que sentimos e pensamos, bem como do que produzimos, representamos e falamos. Isso nos individualiza e permite-nos a construção do nosso eu, como confirma o mesmo estudioso: "É por isso que, segundo Wallon, a cultura geral aproxima os homens, à medida que permite a identificação de uns com outros, enquanto a cultura específica e o conhecimento técnico os afastam, ao individualizá-los e diferenciá-los" (DOURADO; PRANDINI, 2012, p. 27).

Wallon define a cultura como parte constitutiva do processo de aprendizagem, conforme afirmam Dourado e Prandini (2012, p. 27): "A cultura é, para Wallon, ao mesmo tempo, fator constituinte da pessoa e representante das aptidões totais do homem genérico, à medida que é constituída pela totalidade dos homens de determinada época e lugar."

Na visão de Wallon, a educação humanista é influenciadora na aprendizagem. Ou seja, "Wallon chama de humanismo ampliado a concepção que implica a plena realização do homem em cada indivíduo. O homem completo só é concebido em sua forma universal atribuindo-lhe o poder de compreender, ponderar e escolher" (DOURADO; PRANDINI, 2012, p. 27). Os autores ainda complementam:

> Uma educação humanista, segundo Wallon, deve considerar todas as disposições que constituem o homem completo, mesmo estando desigualmente repartidas entre os indivíduos, pois qualquer indivíduo potencialmente pode se desenvolver em qualquer direção, a depender de seu aparato biológico e das condições em que vive (DOURADO; PRANDINI, 2012, p. 27).

Ao se referirem às oportunidades, Dourado e Prandini (2012, p. 27) acrescentam: "Segundo Wallon, uma aptidão só se manifesta se encontrar ocasião favorável e objetos que lhes respondam. Muitas aptidões novas poderiam manifestar-se no encontro das necessidades psicológicas das crianças e das necessidades crescentes da sociedade."

Em virtude disso é que podemos afirmar que o meio, a cultura, os contactantes e, de modo especial, a escola devem proporcionar a afloração dessas aptidões nas crianças, fazendo uso de artifícios que despertam os talentos e os transformam em facilitadores do crescimento pessoal e social. Isso significa que a teoria, quando aplicada a uma criança que já tem uma certa propensão para aprender algo, compõe um contexto que culmina com um aprendizado prazeroso, rápido e duradouro. Em relação a esse aspecto, Dourado e Prandini (2012, p. 29) asseveram:

> Wallon acreditava que as aptidões eram cultivadas, desenvolvidas em contato com a cultura, e não inatas, embora elas dependam também de condições orgânicas. Por isso, atribuiu à escola, como função primordial, dar acesso à cultura visando ao cultivo das aptidões, pois só podem exercer as disposições que constituem o homem completo - compreender, ponderar e escolher - aqueles aos quais for dado a conhecer a cultura de seu tempo.

Sabendo da singularidade de cada pessoa e da pluralidade de ambientes, objetos e ideias, devemos oferecer oportunidades semelhantes para os atores sociais, sempre respeitando a individualidade de cada um. Considerando essa atitude humana, Dourado e Prandini (2012, p. 29) recuperam o pensamento de Wallon:

> Wallon acreditava que todos deveriam ter oportunidades iguais, inclusive ao respeito à singularidade, e para isso seria necessário haver escola para todos, na qual cada um pudesse encontrar, segundo suas aptidões, todo o desenvolvimento intelectual, estético e moral que fosse capaz de assimilar. Oferecida uma base comum, dever-se-ia também propiciar condições para que a criança, experimentando, descobrisse suas tendências de acordo com seu estágio de desenvolvimento.

Sendo assim, temos a certeza de que precisamos proporcionar os mais variados estímulos aos nossos estudantes, mas, para isso, devemos conhecer com propriedade os estágios cognitivo, emocional e físico, a fim de fornecer-lhes métodos eficazes de crescimento pessoal.

3.6 A APRENDIZAGEM SEGUNDO PIAGET

Jean Piaget nasceu em 1896 e, ao fundamentar suas pesquisas na evolução gradativa do desenvolvimento de uma criança, passou a defender a ideia de que as crianças e os adultos possuem formas diferentes de pensar.

O site Centro de Referência Educacional (2015, p. 2), ao mencionar a teoria de Piaget, assinala que ele,

> a partir da observação cuidadosa de seus próprios filhos e de muitas outras crianças, concluiu que em muitas questões cruciais as crianças não pensam como os adultos. Por ainda lhes faltarem certas habilidades, a maneira de pensar é diferente, não somente em grau, como em classe.

Para Oliveira *et al.* (2013, p. 2), a teoria de Piaget

> tem como objetivo central a necessidade de estudar a gênese dos processos mentais, ou seja, como esses processos são construídos ao longo da vida do indivíduo. O conhecimento resultaria de interações que produzem entre o sujeito e o objeto. A troca inicial entre sujeito e objeto se daria a partir da ação do sujeito.

Montoya (2011, p. 1) corrobora com essa ideia e afirma:

> Falar da atualidade da teoria de Jean Piaget é falar sobre suas concepções a respeito das "trocas" do organismo com o meio. Por "trocas com o meio", entenda-se desde aquelas que se operam na digestão dos alimentos até as trocas simbólicas das grandes realizações humanas, dentre elas as das várias linguagens que o homem criou no decorrer de sua história filogenética até a história ontogenética de cada um (grifo do autor).

O site Centro de Referência Educacional (2015, p. 2) define que "a teoria de Piaget do desenvolvimento cognitivo é uma teoria de etapas, uma teoria que pressupõe que os seres humanos passam por uma série de mudanças ordenadas e previsíveis."

Na mesma direção, Oliveira *et al.* (2013, p. 2) comentam:

> Sendo assim, a tese fundamental do pensamento piagetiano é que somente uma visão desenvolvimentista e articulada do conhecimento, quer dizer, não calcada em estruturas pré-formadas, sejam racionalistas, focadas na anterioridade do sujeito, sejam empiristas, focadas no objeto, podem prover uma resposta a problemas que, tradicionalmente, são evitados pela filosofia de caráter meramente especulativo.

O site Centro de Referência Educacional (2015, p. 2) aponta a seguinte definição: "A criança é concebida como um ser dinâmico, que a todo momento interage com a realidade, operando ativamente com objetos e pessoas." De modo complementar, Oliveira *et al.* (2013, p. 2) comentam a respeito da importância da adaptação das atividades conforme a criança demonstra seu desenvolvimento, isto é, "destacando a proposta de Piaget que é entender como a criança constrói conhecimentos para que as atividades de ensino sejam apropriadas aos níveis de desenvolvimento das crianças. Por isso ele estruturou seu modelo de desenvolvimento."

Seguindo esse mesmo raciocínio, o site Centro de Referência Educacional (2015, p. 2) destaca: "A adaptação, definida por Piaget, como o próprio desenvolvimento da inteligência, ocorre através da assimilação e acomodação. Os esquemas de assimilação vão se modificando, configurando os estágios de desenvolvimento."

Esse entendimento possui respaldo científico e se torna mais detalhado quando estudamos a relação do cérebro com a aprendizagem. Ou seja, o nosso cérebro assimila e acomoda novas informações por predisposição química que ele possui, alterando nossas ideias e teorias, como explicam Oliveira *et al.* (2013, p. 3), ao se referir à epistemologia apresentada por Piaget:

> Segundo Piaget, o sujeito epistêmico expressa aspectos presentes em todas as pessoas, suas características conferem a

> todos nós a possibilidade de construir conhecimentos, desde o aprendizado mais simples até os mais elevados níveis de conhecimento. O conceito de sujeito epistêmico começou a tomar forma quando Piaget iniciou seus estudos sobre o processo de construção de conhecimentos de matemática e física na criança pequena. Ele é considerado o inaugurador da epistemologia genética.

O mesmo autor acrescenta:

> A Epistemologia é uma das principais contribuições ao entendimento de como o ser humano se desenvolve. Ela é baseada na inteligência e na construção do conhecimento e visa mostrar não só como os indivíduos, sozinhos ou em conjunto, constroem conhecimentos, mas também por quais processos e por que etapas eles conseguem fazer isso (OLIVEIRA *et al.*, 2013, p. 3).

Nesse contexto, é fundamental entendermos e aceitarmos que as pessoas, especialmente as crianças em desenvolvimento físico e cognitivo, encontram-se em diferentes estágios nesse processo e precisam de tempo para evoluírem e se modificarem.

Aqui, novamente, discutimos a relação entre desenvolvimento e aprendizagem. Por isso, reforçamos as ideias de Oliveira *et al.* (2013, p. 4):

> A relação desenvolvimento e aprendizagem, antes de ser de cunho psicológico, é de natureza essencialmente epistemológica, sabe-se que todo conhecimento implica necessariamente uma relação entre dois pólos, ou seja, o sujeito que busca conhecer e o objeto a ser conhecido. As concepções psicológicas que valorizam os processos de desenvolvimento em detrimento da aprendizagem estão automaticamente priorizando o sujeito, o endógeno, a organização interna

> inerente ao sujeito; diminuindo assim o papel ou a importância do objeto do meio físico e social, do exterior, da experiência. Esta situação obviamente se inverte quando o pólo privilegiado passa a ser a aprendizagem. Piaget acredita que a aprendizagem subordina-se ao desenvolvimento e tem pouco impacto sobre ele, com isso ele minimiza o papel da interação social.

Ainda, ao estudar a teoria de Piaget, o mesmo autor faz referência ao princípio interacionista, isto é:

> O modelo teórico proposto por Piaget pode ser qualificado, em princípio, de interacionista. Ele acredita que o conhecimento não é imanente nem ao sujeito nem ao objeto, sendo isto sim construído na interação entre dois polos. Contudo, na medida em que Piaget defende a tese segundo a qual o processo de construção de conhecimento é desencadeado pela ação do sujeito através de seus mecanismos de adaptação e organização, ele está incorporando postulados próprios do inatismo (OLIVEIRA *et al.*, 2013, p. 4).

Em outras palavras, podemos dizer que, para Piaget, o indivíduo nasce com uma predisposição para desenvolver alguns tipos de atividades individuais e sociais. Outrossim, realça a importância desse indivíduo inato ter contato com algumas coisas do meio, que podem também modificá-lo.

Oliveira *et al.* (2013, p. 5) comenta a organização dos significados em conformidade com o que estabelece Piaget:

> A interação do sujeito com o ambiente permite que esse indivíduo organize os significados em estruturas cognitivas. Nesse contexto, a maturação do organismo contribui de forma decisiva para que apareçam novas estruturas mentais que proporcionem a adaptação cada vez melhor ao ambiente.

O referido autor também faz referência aos estágios do desenvolvimento cognitivo:

> A contribuição de maior extensão da teoria piagetiana é a compreensão dos estágios do desenvolvimento cognitivo. Piaget demonstra as estruturas de conjunto que caracterizam cada estágio. Cada estágio corresponderá a um tipo de estrutura cognitiva, que possibilitará diferentes formas de interação com o meio. Assim, o homem aprende o mundo de maneira diversa a cada momento de seu desenvolvimento (OLIVEIRA *et al.*, 2013, p. 5).

Em relação à abordagem feita por Piaget sobre o contato com novos conhecimentos, Oliveira *et al.* (2013, p. 5) esclarecem:

> Para Piaget, quando uma pessoa entra em contato com o novo conhecimento, há naquele momento um desequilíbrio e surge a necessidade de voltar ao equilíbrio. O processo começa com a assimilação do elemento novo, com a incorporação às estruturas já esquematizadas através da interação. Há mudanças no sujeito e tem início o processo de acomodação, que aos poucos chega à organização interna, começa a adaptação externa do sujeito e a internalização já acontece; um novo desequilíbrio volta a acontecer e pode ser provocado por carência, curiosidade, dúvida, dentre outros. O movimento é dialético (do movimento constante) e o domínio afetivo acompanha sempre o cognitivo (habilidades intelectuais), um processo endógeno.

Do mesmo modo, o respectivo autor considera a adaptação e, assim, define-a:

> A adaptação é a essência do funcionamento intelectual, assim como a essência do funcionamento biológico. É uma das tendências básicas inerentes a todas as espécies. A outra

> tendência é a organização. Que constitui a habilidade de integrar as estruturas físicas e psicológicas em sistemas coerentes. A adaptação acontece através da organização, e assim, o organismo discrimina entre a miríade de estímulos e sensações com os quais é bombardeado e as organiza em alguma forma de estrutura. Esse processo de adaptação é então realizado sob duas operações, a assimilação e a acomodação (OLIVEIRA *et al.*, 2013, p. 6).

Tendo em vista a importância desses estágios cognitivos, é relevante reforçarmos que, quanto mais atributos biológicos, intelectuais e sociais o indivíduo possuir, mais facilmente e mais prazerosamente se dá a assimilação e a adaptação de fatos e coisas do dia a dia, tornando o desenvolvimento facilitado.

Ao se referirem à relação entre sujeito e objeto, Oliveira *et al.* (2013, p. 6) ressaltam:

> Independentemente do estágio em que os seres humanos encontram-se, a aquisição de conhecimentos, segundo Piaget, acontece por meio da relação sujeito/objeto. Esta relação é dialética e se dá por processos de esquema, assimilação, acomodação e equilibração, num desenvolvimento sintético mútuo e progressivo.

Esse sujeito apontado por Piaget aprende basicamente por meio de suas próprias ações em torno dos objetos do mundo e constrói seu próprio pensamento ao mesmo tempo que organiza seu mundo. Não é, portanto, um sujeito que espera formar suas ideias baseando-se em alguém que possui um conhecimento e o transmita a ele.

O site Centro de Referência Educacional (2015, p. 2) declara que Piaget

> considera, ainda, que o processo de desenvolvimento é influenciado por fatores como: maturação (crescimento

biológico dos órgãos), exercitação (funcionamento dos esquemas e órgãos que implica na formação de hábitos), aprendizagem social (aquisição de valores, linguagem, costumes e padrões culturais e sociais) e equilibração (processo de autorregulação interna do organismo, que se constitui na busca sucessiva de reequilíbrio após cada desequilíbrio sofrido).

O mesmo site apresenta a educação sob a visão piagetiana: "[...] com base nesses pressupostos, a educação deve possibilitar à criança um desenvolvimento amplo e dinâmico desde o período sensório-motor até o operatório abstrato" (p. 2). Apesar de dar a entender que seu indivíduo consegue crescer mesmo priorizando suas próprias ações e sendo mais autodidata, Piaget chama a atenção para a necessidade de cooperação com outros sujeitos para que ele consiga adquirir autonomia.

O site Centro de Referência Educacional expõe (2015, p. 4):

> Jean Piaget, na sua obra discute com muito cuidado a questão da autonomia e do seu desenvolvimento. Para Piaget, a autonomia não está relacionada com isolamento (capacidade de aprender sozinho e respeito ao ritmo próprio - escola comportamentalista), na verdade entende Piaget que o florescer do pensamento autônomo e lógico operatório é paralelo ao surgimento da capacidade de estabelecer relações cooperativas. Quando os agrupamentos operatórios surgem com as articulações das intuições, a criança torna-se cada vez mais apta a agir cooperativamente (CENTRO DE REFERÊNCIA EDUCACIONAL, 2015, p. 4).

O referido site ainda enfatiza: "No entender de Piaget, ser autônomo significa estar apto a cooperativamente construir o sistema de regras morais e operatórias necessárias à manutenção de relações permeadas pelo respeito mútuo" (p. 4).

APRENDIZADO NA PERSPECTIVA FISIOLÓGICA

4-5

O cérebro nunca teve tanta importância na humanidade como no contexto atual. Hoje sabemos que ele é essencial para mantermos uma vida de relação, mas nem sempre foi assim. Aristóteles considerava que o cérebro só servia para resfriar o sangue; os egípcios guardavam, em vasos, as vísceras e jogavam o cérebro fora, pois não tinha serventia; os assírios acreditavam que o centro do pensamento estava no fígado. O primeiro a pensar diferente foi Hipócrates, mediante a demonstração de que o cérebro se divide em dois hemisférios e neles se mantêm todas as funções biológicas e a mente. Surge, assim, a medicina moderna e, a partir desta, chegou-se ao paradigma do cérebro em ação.

> O ponto de mutação se encontra no fato de que, antes, os dois – Homem e Cérebro – estariam dissociados e, agora, não mais: integram-se dinamicamente, constituindo o sistema funcional do ser Humano em ação para aprender, interagir e se relacionar com o meio que o cerca (SOARES, 2015, p. 1).

A necessidade de conhecimento sobre o sistema nervoso cresceu fantasticamente nas últimas décadas. Esta demanda levou a Organização Mundial da Saúde (OMS) a eleger os anos 90 como a década do cérebro.

O tamanho do cérebro humano varia entre 1,3 a 1,4 kg e possui aproximadamente 100 bilhões de neurônios, com trilhões de ligações sinápticas entre eles, por meio das quais ocorre a transmissão de informações e de impulsos.

Importante salientar que o desenvolvimento cerebral inicia antes do nascimento. Desde essa época até os primeiros anos de vida, esse desenvolvimento é mais rápido, extenso e muito mais vulnerável às influências ambientais. O ambiente afeta tanto o número de células cerebrais e conexões entre elas quanto a forma com que essas conexões são realizadas. Dessa forma, qualquer estresse nos primeiros anos de vida tem impacto negativo sobre o desenvolvimento do cérebro, e a capacidade cognitiva depende muito de um cérebro sadio.

Esses achados sugerem que há períodos essenciais para o desenvolvimento intelectual e que o ambiente tem papel fundamental. Ademais, o momento e a maneira que o cérebro é ativado são fatores importantes nesse processo.

De igual modo, sabemos que há períodos cruciais no desenvolvimento cognitivo e comportamental, a saber: (i) controle emocional, visão, vinculação social: 0-2 anos; (ii) vocabulário: 0-3 anos; (iii) segunda língua: 0-10 anos; (iv) matemática e lógica: 1-4 anos; (v) música: 3-10 anos. Nesses períodos, qualquer dano físico ou emocional pode afetar substancialmente a capacidade intelectual e escolar da criança.

> O cérebro de um recém-nascido é composto de trilhões de neurônios, alguns já integrados ao circuito intrincado da mente e trilhões e trilhões com potencial quase infinito, de acordo com Begley (1996). As experiências da infância, assegura ele, determinam, dentre os neurônios que ligam os circuitos do cérebro, quais os que serão utilizados. Os que não forem, podem morrer. Assim, as experiências da infância determinam se uma criança "será um adulto inteligente ou não, medroso ou confiante, articulado ou não" (JANES, 2015, p. 1, grifo do autor).

Dessa forma, podemos afirmar que o meio no qual vivemos tem papel fundamental no nosso crescimento intelectual e emocional.

4.1 CRESCIMENTO DO CÉREBRO

Até pouco tempo atrás, o que sabíamos era que, uma vez completado seu desenvolvimento, o cérebro seria incapaz de mudar, pois não podia se autorreproduzir ou sofrer mudanças significativas quanto às suas estruturas de conexão com os outros neurônios. Consequentemente, as partes lesionadas do cérebro eram incapazes de crescer novamente e recuperar, mesmo que parcialmente, suas funções. De modo similar, a experiência e o aprendizado poderiam alterar a funcionalidade do cérebro, porém não a sua anatomia.

Não obstante, as pesquisas das últimas décadas têm revelado um quadro muito diferente, uma vez que as constatações são as de que, sempre que aprendemos algo ou alguma nova experiência é vivenciada, as células cerebrais se modificam e essa modificação se reflete no comportamento.

> Quando dizemos que as crianças possuem uma grande plasticidade cerebral diante de situações novas, estamos nos referindo, na realidade, às alterações celulares resultantes do aprendizado e da memória. Isso está relacionado a alterações na eficiência das sinapses que podem aumentar a transmissão dos impulsos nervosos, modulando assim o comportamento. Em resposta aos jogos, estimulações e experiências, o cérebro exibe o crescimento de conexões neuronais (JANES, 2015, p. 1).

Hoje há consenso de que não existem dois cérebros humanos idênticos no que tange a uma determinada resposta aos estímulos bioquímicos e ambientais. Por isso, nenhum fato ou ambiente altera ou estimula as pessoas da mesma forma. Nesse sentido, temos certeza de que a melhor maneira de o indivíduo garantir o crescimento intelectual é interagindo com o ambiente.

> Experiências realizadas com ratos pela neuroanatomista americana Dra. Marian Diamond demonstram que os animais criados em uma gaiola cheia de brinquedos e dispositivos, tais como bolas, rodas, escadas, rampas, entre outros, desenvolveram um córtex cerebral consideravelmente mais

> espesso do que aqueles criados isoladamente ou em um ambiente limitado (JANES, 2015, p. 1).

As evidências apontam que esse crescimento acontece também nos seres humanos, embora ainda sem constatações diretas como nos experimentos com ratos.

> Sabe-se, no entanto, que as tarefas de ativação mental são acompanhadas de mudanças, por exemplo, no metabolismo cerebral, tais como o consumo de glicose por células cerebrais, o aumento do fluxo e temperatura do sangue, observadas diretamente através de ressonância magnética funcional e de tomografia computadorizada (SILVEIRA, 2015, p. 1).

Em síntese, inferimos que há necessidade de o ambiente ser adequado e o aprendiz estar preparado física e mentalmente para assimilar as experiências. Logo, cabe a ele o desejo de observar, escutar, falar e perguntar, ou melhor, manter a curiosidade acesa por meio de uma estimulação adequada é mister para que isso ocorra.

4.2 USO INTEGRAL DO CÉREBRO

Considerando que o cérebro divide-se em dois hemisférios, anatômica e funcionalmente, a personalidade e o temperamento de cada pessoa têm relação direta com a utilização desses hemisférios.

As pessoas que apresentam o lado esquerdo do cérebro mais desenvolvido tendem a usar, de forma adequada, a lógica e a matemática, com as devidas habilidades para planejar e organizar suas ações. Uma vez que esse lado corresponde ao lado mais intuitivo do ser humano, as pessoas são introspectivas, amorosas, delicadas e mais racionais. Já o lado direito do cérebro é responsável pela imaginação criativa, serenidade, capacidade de síntese e facilidade de memorizar. À vista disso, as pessoas que utilizam mais esse lado do cérebro possuem habilidades para analisar esquemas, técnicas e moratórias.

A visão do homem como um todo é a chave para o desenvolvimento integral do ser humano. Sob esse pressuposto, ao utilizarmos mais o hemisfério esquerdo, considerado racional, deixamos de usufruir dos benefícios contidos no hemisfério direito, como a imaginação criativa, a serenidade, a visão global, a capacidade de síntese e facilidade de memorizar, dentre outros.

> A grande maioria das pessoas foi acostumada a pensar e agir de acordo com o paradigma cartesiano, baseado no raciocínio lógico, linear, sequencial, deixando de lado suas emoções, a intuição, a criatividade, a capacidade de ousar soluções diferentes. António Damásio, respeitado e premiado neurologista português, radicado nos Estados Unidos e com muitos trabalhos publicados, em seu livro O erro de Descartes, afirma que "o ponto de partida da ciência e da filosofia deve ser anti-cartesiano: "existo (e sinto), logo penso" (CARNEIRO, 2015, p. 1, grifo do autor).

Por intermédio de técnicas variadas, podemos estimular o lado direito do cérebro e buscar a integração entre os dois hemisférios, equilibrando, assim, o uso de nossas potencialidades.

> Uma dessas técnicas consiste em fazer determinados desenhos, de forma não convencional, de modo que o hemisfério esquerdo ache a tarefa enfadonha e desista de exercer o controle total, entregando o cargo ao hemisfério direito... que se delicia com o exercício. O uso de música apropriada, que diminui o ritmo cerebral, também contribui para que haja equilíbrio no uso dos hemisférios cerebrais. Música barroca e música de relaxamento, como as "new age" são exemplos (CARNEIRO, 2015, p. 1, grifo do autor).

Importante ressaltarmos ainda que a nossa mente regula suas atividades através de ondas elétricas que, registradas no cérebro, emitem minúsculos impulsos eletroquímicos de variadas frequências, podendo ser registradas pelo eletroencefalograma. Essas ondas cerebrais são, assim, conhecidas:

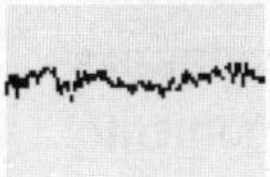

> **Beta**, emitidas quando estamos com a mente consciente, alerta ou nos sentimos agitados, tensos, com medo, variando a frequência de 13 a 60 pulsações por segundo na escala Hertz;

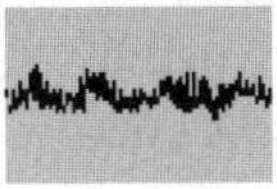

> **Alfa**, quando nos encontramos em estado de relaxamento físico e mental, embora conscientes do que ocorre à nossa volta, sendo a frequência em torno de 7 a 13 pulsações por segundo;

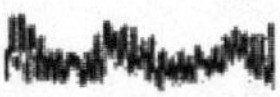

> **Teta**, mais ou menos de 4 a 7 pulsações, é um estado de sonolência com reduzida consciência;

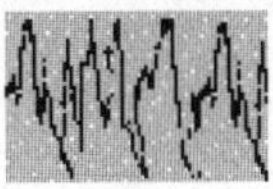

> **Delta**, quando há inconsciência, sono profundo ou catalepsia, emitindo entre 0,1 e 4 ciclos por segundo.
>
> As duas últimas são consideradas patológicas. Geralmente costumamos usar o ritmo cerebral beta. Quando diminuímos o ritmo cerebral para alfa, nos colocamos na condição ideal para aprendermos novas informações, guardarmos fatos, dados, elaborarmos trabalhos difíceis, aprendermos idiomas, analisarmos situações complicadas (CARNEIRO, 2015, p. 2).

A exemplo da meditação, os exercícios de relaxamento e as atividades que proporcionam sensação de calma, também proporcionam o estado alfa. De igual modo, os ambientes tranquilos e saudáveis, as atividades sem pressão psicológica e as companhias agradáveis também produzem esse mesmo efeito. Nesse momento, há liberação significativa de beta-endorfina, noraepinefrina e dopamina que, ligadas a sentimentos de clareza mental ampliada e de formação de lembranças, produzem um efeito que dura horas e até mesmo dias. É, portanto, um estado ideal para o pensamento sintético e a criatividade, funções próprias do hemisfério direito. Por ser fácil a este hemisfério criar imagens, visualizar, fazer associações, lidar com desenhos, diagramas e emoções, além de fazer uso do bom humor e do prazer, no momento em que o ativamos, elevamos a eficácia do aprendizado.

> O ideal é que nós utilizemos todo o potencial do cérebro. Devemos estimular suas diversas áreas, ajudando os neurônios a fazerem novas conexões, diversificando nossos campos de interesse, procurando nos conhecer melhor para agirmos com maior precisão e acerto (CARNEIRO, 2015, p. 2).

Howard Gardner, psicólogo americano, criador da Teoria das Inteligências Múltiplas, identificou inicialmente sete tipos de inteligência no ser humano, as quais são estimuladas e expressas de formas diferentes de acordo com cada pessoa. São elas:

a) linguística;
b) lógico-matemática;
c) corporal-cinestésica;
d) espacial;
e) interpessoal;
f) intrapessoal;
g) naturalística.

Com base nessa teoria, depreendemos que cada pessoa possui um tipo ou alguns tipos de inteligências em detrimento de outras, assim como uma certa predisposição para aprender coisas que outra pessoa não tem, e assim por diante. Com o passar do tempo, cabe a nós descobrirmos qual ou quais são as nossas, pois cada indivíduo possui diferentes potenciais de inteligência.

> Foi desenvolvido nos Estados Unidos um sistema de avaliação das aptidões cerebrais dominantes, utilizado também

> por alguns escritores nacionais e que mostra com clareza quais as áreas do cérebro que damos maior preferência e, daí, é feito um perfil psicológico da pessoa, sua maneira de agir na vida, qual o lugar de sua preferência numa sala de aula, como melhor aprende, etc. A esse resultado, temos acrescentado outros elementos, dentro de uma visão holística do ser humano, que tem ajudado bastante as pessoas (CARNEIRO, 2015, p. 3).

Resta acrescentarmos que a inteligência não é fixa, visto que todo ser humano possui habilidade para expandir e aumentar sua própria aprendizagem. Assim sendo, ao identificarmos melhor as áreas que são mais estimuladas, passamos a praticar uma série de exercícios com o intento de ativar as regiões menos utilizadas e aperfeiçoar as mais evoluídas, numa caminhada a passos largos que visa à construção de um ser humano integral.

Outrossim, para que a memória funcione adequadamente no processo de informação, devemos equilibrar as nossas potencialidades. Como processamos muitas informações diárias, o nosso cérebro torna-se seletivo e guarda apenas informações que o impressionam, desenvolvendo a capacidade de fixação dos fatos. Para isso, a atenção é de suma importância, e qualquer coisa que o deixe desatento pode atrapalhar o aprendizado.

Diante disso, percebemos o quanto é importante estimularmos as áreas do cérebro, com o objetivo de auxiliar os neurônios a desenvolverem novas conexões. É imperioso também proporcionarmos às crianças um ambiente rico em coisas e fatos estimulantes, incentivando as diferentes linguagens: a falada, a cantada, a escrita. Para tanto, devemos promover um clima de afetividade, diversificando as sensações das crianças, com a presença de cores, de músicas, de interações sociais e de jogos que visam ao desenvolvimento das capacidades cognitivas e das memórias futuras, favorecendo, desse modo, o processo de aprendizagem.

4.3 A RELAÇÃO ENTRE O CÉREBRO E A APRENDIZAGEM

Segundo Johnson & Myklebust (apud SOARES, 2015, p. 1), o cérebro funciona de forma semiautônoma, ou seja, pode funcionar sozinho, com dois ou mais sistemas ou de forma integrada (todos os sistemas funcionando ao mesmo tempo).

Os sentidos auditivo, visual e tátil são os mais implicados na aprendizagem e os distúrbios que afetam esses sentidos podem atrapalhar o aprendizado. Podemos, no entanto, adquirir algum grau de aprendizado usando somente um desses sistemas (auditivo, visual, tátil-cinestésico). Contudo, se propormos uma atividade que contemple esses três sistemas, a chance de obtenção de sucesso é muito maior. Por exemplo, o uso da música em atividades escolares é um recurso valioso, pois há a possibilidade de trabalharmos simultaneamente os sistemas auditivo, visual e até mesmo o tátil (caso a música desencadeie uma dramatização). Dessa forma, somos capazes de tornar a tarefa mais dinâmica, atrativa e estimulante, além de proporcionarmos ao sujeito várias formas de aprendizado, cabendo-lhe apenas fazer uso da forma que seu cérebro está mais propício, como assinala Soares (2015, p. 1): "Se o professor tiver conhecimento da modalidade de aprendizagem do seu aluno, poderá transformar-se em um facilitador do processo ensino-aprendizagem."

À guisa desse entendimento, podemos afirmar que a exigência de uma atuação padrão dos alunos é um caminho improdutivo, pois cada um é um, com o seu próprio tempo físico, lógico e psicológico e cada um possui uma maneira específica de lidar com o processo do aprendizado e com o conhecimento já consolidado. Portanto, "respeitar esta 'veia', este 'canal' para o ato de aprender é preservar o cérebro de uma possível sobrecarga que só contribuiria para uma desintegração total da aprendizagem" (SOARES, 2015, p. 2).

4.4 NÍVEIS HIERÁRQUICOS DE EXPERIÊNCIAS NA APRENDIZAGEM

O processo de aprendizagem pode se dar a partir de experiências que podem ser organizadas em cinco níveis sob crescentes graus de complexidade. São eles: sensação, percepção, formação de imagens, simbolização e conceituação. A possibilidade de vivência de cada uma dessas experiências está atrelada à preexistência do nível anterior, revelando, assim, seu caráter hierárquico, conforme demonstra a Figura 2.

Figura 2 - Níveis hierárquicos de experiências na aprendizagem.

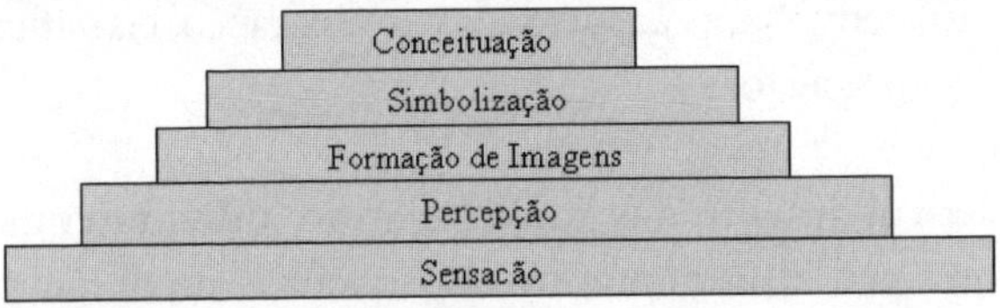

Fonte: Soares (2015, p. 2).

Na escala evolutiva das espécies animais, pertencem exclusivamente ao ser humano as capacidades de simbolização e conceituação, adquiridas paulatina e gradativamente, por meio da interferência de:

a) sensação: é o nível mais primitivo do comportamento; refere-se à ativação de estruturas sensoriais; a partir das sensações, o indivíduo percebe o mundo que o cerca;
b) percepção: constitui-se na tomada de consciência após a interiorização das sensações; sua eficiência depende do quanto a capacidade neurológica é capaz de converter adequadamente as sensações em impulsos elétricos; baseia-se na formação de imagens perceptíveis ao indivíduo;
c) formação de imagens: para isso são necessárias sensações e informações já recebidas e percebidas; também depende da memória, já que corresponde a um registro de aspectos das experiências vividas. As imagens formadas não se restringem apenas ao nível visual, uma vez que são registros de percepções oriundas de quaisquer órgãos dos

sentidos. Incluem-se, aqui, além das imagens do cotidiano, os sons, os odores, os sabores, as texturas de objetos, assim como a percepção social, ou seja, as expressões faciais e corporais percebidas em várias situações.

d) simbolização: capacidade de representar, reproduzir, relatar, caracterizar e comparar uma experiência, um fato ou um objeto de forma verbal ou não verbal; a conquista da habilidade de simbolizar abre caminho para o domínio da conceituação;

e) conceituação: equivale ao complexo processo mental que envolve as capacidades de abstração, classificação e categorização.

O desenvolvimento das habilidades do indivíduo nos diversos níveis ocorre gradativamente, em dependência do desenvolvimento físico, cognitivo e afetivo do sujeito.

> Isto fica claro se lembrarmos a colocação de Alicia Fernández sobre os quatro níveis envolvidos na aprendizagem: organismo – corpo – inteligência – desejo. Ao afirmar que o corpo constitui-se pelo organismo transversalizado pela inteligência e pelo desejo e que é este corpo que se lança na tarefa de aprender, está nos dizendo, em outros termos, que para vivenciarmos cada um dos níveis hierárquicos de experiência contamos com um arcabouço físico, cognitivo e afetivo que, em última instância, constituem o sujeito que aprende (SOARES, 2015, p. 4).

Também não podemos deixar de considerar o aspecto social da aprendizagem, haja vista que o meio sociocultural, ao qual pertence o sujeito, pode alterar como esse sujeito se sente, percebe, interioriza, simboliza e conceitua os fatos e suas ideias.

Esses níveis de experiências mantêm entre si uma relação hierárquica, como podemos observar na Figura 3.

Figura 3 - Quadro hierárquico de referências.

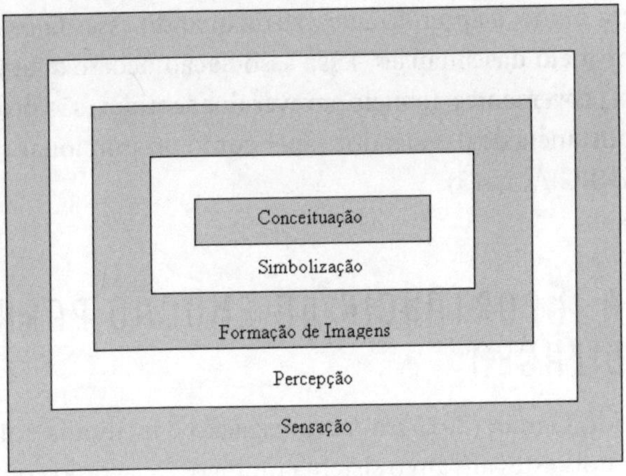

Fonte: Soares (2015, p. 4).

Distúrbios existentes em qualquer um desses níveis podem refletir-se nos níveis subsequentes, podendo até mesmo bloqueá-los, dependendo do grau do distúrbio. Devido à plasticidade do sistema cerebral e em consequência de uma demanda provocada por disfunções em outras áreas cerebrais, determinadas regiões podem exercer funções que não seriam as suas em situações normais. Isso sem perder a interligação entre elas. Assim sendo, o cérebro é receptor, coordenador e processador de todos os estímulos do ambiente.

4.5 COMO O CÉREBRO FUNCIONA DURANTE A APRENDIZAGEM

Sabemos que o cérebro possui uma plasticidade incrível e a todo instante sofre alterações que se dão no momento em que é estimulado, modificando, assim, a sua anatomia (GARCIA, 2015).

De acordo com Gentile (2005 apud GARCIA, 2015), o cérebro possui bilhões de neurônios e cada neurônio pode ter até 100 mil contatos. Essas áreas de contato entre neurônios é conhecida como área sináptica, na qual ocorre a sinapse, isto é, o local onde ocorrem ligações entre neurônios. Essas ligações só ocorrem se esses neurônios forem excitados por estímulos.

O sistema cerebral armazena fatos separadamente entre os neurônios. Desse modo, a aprendizagem se dá quando esses fatos são associados por meio das sinapses. Essa associação ocorre quando novos estímulos, provenientes do meio, através dos sentidos, são propagados. Daí a importância de o educador saber como proporcionar esses estímulos (GARCIA, 2015).

4.5.1 A IMPORTÂNCIA DA EMOÇÃO PARA A APRENDIZAGEM

Segundo Garcia (2015), a memorização é facilitada em eventos emotivos, pois estes ativam o sistema límbico. De acordo com o autor, isso ocorre porque há liberação de neurotransmissores, que aceleram os circuitos cerebrais, facilitando, assim, a armazenagem de informações.

Para Singh (1998), as memórias são transportadas para o armazenamento permanente pelo sistema límbico de duas formas: quando o sistema límbico é excitado ou estimulado com fatos ou acontecimentos; quando repetidas diversas vezes. Portanto, ler ou praticar algo várias vezes leva o sujeito a aprender o objetivo proposto. Além disso, para facilitar a aprendizagem, é importante trabalharmos com fatores emotivos, a exemplo de música, teatro, charada, entre outros relacionados ao conteúdo proposto. Nesse sentido, é importante salientarmos que as duas formas de armazenamento são possíveis e, provavelmente, juntas, condicionam o processo de aprendizado a um êxito maior.

4.5.2 RELACIONANDO A MOTIVAÇÃO COM A APRENDIZAGEM

É notória a dificuldade que alguns sujeitos enfrentam para assimilar algo, seja por falta de interesse, seja por falta de motivação. Em virtude disso, eles ficam limitados a condicionamentos que os inibem e até mesmo os excluem por questões de gênero, raça ou dificuldades motoras.

Ao realizarmos atividades com satisfação, temos a liberação de glutamato que, por intermédio das sinapses glutamérgicas, acessa uma rede inteira de neurônios que, agregados às partículas de memórias e juntando-as, promove a aprendizagem.

De acordo com Garcia (2015, p. 2),

> Numa sinapse comum, um pouco de neurotransmissor do primeiro neurônio faz com que o segundo fique um pouco excitado; se um pouquinho de neurotransmissor ficar disponível, um pouquinho mais de excitação ocorre, e assim por diante. Nas sinapses glutamérgicas, certa quantidade de glutamato é liberada, e nada acontece. Mas, quando determinado limiar é ultrapassado, abrem-se as comportas do segundo neurônio, e segue uma onda maciça de excitação. E essa onda se torna essencial para o aprendizado.

A segunda característica é ainda mais importante. Nas condições adequadas, quando uma sinapse tem uma quantidade suficiente de experiência excitatória, causada pelo glutamato, ela se torna mais excitável ainda e com duração permanente. Quando essa sinapse aprende algo é potencializada ou fortalecida. Daí em diante, basta um sinal mais sutil para recordar uma memória (GARCIA, 2015).

4.5.3 A MEMORIZAÇÃO COMO BASE DA APRENDIZAGEM

> Piaget diz que o homem é dotado de estruturas biológicas, que herda uma forma de funcionamento intelectual, ou seja, uma maneira de interagir com o ambiente que o leva à construção de um conjunto de significados, e que em cada estágio, de acordo com sua teoria, a criança tem formas diferentes de interação com o meio (BOCK, 1999, p. 127 *apud* GARCIA, 2015, p. 3).

Nesse modelo biológico, destaca-se a organização, mecanismo que permite ao homem ter condutas eficientes para atender suas necessidades, entre elas, a adaptação. A organização envolve uma relação indissociável de assimilação e acomodação que permite ao homem não apenas transformar os elementos adquiridos, mas transformá-los em parte nova do organismo, ajustá-los e acomodá-los aos já existentes.

Para o desenvolvimento e crescimento intelectual, são necessárias essas novas estruturas e a transformação das coisas já sabidas. Por conseguinte, é importante que esse processo seja catalisado por estímulos e pela curiosidade e aconteça de forma suave, progressiva e prazerosa, permitindo o aprendizado de várias formas.

Todos os indivíduos possuem qualidades diferentes que possibilitam a interpretação dos estímulos, que podem ser de três maneiras: visuais, auditivas e cinestésicas. Em virtude disso, cada estímulo apresenta maior ou menor facilidade em uma ou outra forma. Essa informação é importante para compreendermos por que alguns indivíduos aprendem melhor fazendo uso de recursos visuais enquanto outros usam recursos mais cinestésicos.

De acordo com Garcia (2015, p. 3), as pessoas visuais têm maior facilidade de aprender vendo a cena (estática), que pode ser um conceito sobre algo ou uma foto sobre determinado assunto. Já as pessoas auditivas têm maior facilidade de aprender escutando informações sobre o assunto. Logo, elas têm facilidade para memorizar sons. Por fim, as cinestésicas são as pessoas que apresentam facilidade de aprender vendo os movimentos em torno de um assunto. Elas podem até criar uma sintonia com o comunicador através dos movimentos realizados por este, uma vez que prestam bastante atenção aos movimentos e essa característica proporciona a memória mais duradoura.

> Por isso, as pessoas involuntariamente se expressam através daquilo que mais se identificam. Sentir, pegar, em relação à cinestesia (tato), visualizar em relação aos visuais e escutar em relação ao auditivos, dentre muitos outros predicados. Ex. "professor eu não consegui pegar o assunto"

> (cinestésicos), "professor eu não consegui escutar direito o conteúdo" (auditivos) e "professor eu não consegui visualizar o que o senhor falou" (visuais). Portanto, cabe aos professores identificarem os tipos de alunos e ministrar as aulas de formas diferentes, atingindo a todos (GARCIA, 2015, p. 3, grifo do autor).

Pelo fato de sabermos que aprendemos por associação e por memorização, devemos estimular ao máximo as formas de memorização, a fim de otimizarmos a aprendizagem. Distintamente desse processo de aprendizagem, o aprendizado mecânico se dá sem associações e sem estruturas cognitivas preexistentes; sua eficácia no aprendizado é inferior justamente por não usar os predicados citados acima.

De acordo com Rabelo (1998 apud GABRIEL, 2015, p. 4), o aprendizado mecânico acontece quando

> [...] não existem conceitos relevantes na estrutura, ou quando não se conseguem relacionar novas informações a conceitos relevantes existentes. Novas informações são assimiladas de forma mecânica. Quando não se consegue relacionar uma nova informação a conceitos já existentes à estrutura cognitiva ou quando não existem, na estrutura, conceitos com os quais a nova informação possa ser relacionada de forma significativa.

Nesse tipo de aprendizado, as associações não são importantes, o que vai ao encontro do que discutimos no item relativo à aprendizagem na visão pedagógica, considerando suas diferenças, vantagens e desvantagens.

4.6 ESTÍMULO, MEMÓRIA E APRENDIZAGEM

Por intermédio de estímulos que facilitam ou dificultam a memorização, o cérebro está em constante interação com o meio. Ou seja, ele sempre procura estabelecer conexões entre as memórias novas e as já existentes; trata-se de um sistema biológico aberto e flexível, que cresce e transforma a si próprio em resposta a desafios e que encolhe na falta de uso. Essa é a explicação simples e suficiente para afirmarmos que não existem dois cérebros iguais.

Tendo em vista que o cérebro constitui uma entidade biológica com uma fenomenal plasticidade, devemos estimular os alunos a desenvolverem o poder de memorização por meio de assuntos que preencham suas necessidades e curiosidades, proporcionando-lhes, através da associação de informações armazenadas às recentes, a facilitação da aprendizagem.

4.6.1 MEMÓRIA

A memória configura um processo de retenção de informações no qual nossas experiências são arquivadas e recuperadas quando as chamamos. É uma função cerebral superior relacionada ao processo de retenção de informações obtidas em experiências vividas. De acordo com Cardoso (2015), o termo memória tem sua origem etimológica no latim e significa faculdade de reter e/ou readquirir ideias, imagens, expressões e conhecimentos adquiridos anteriormente reportando-se às lembranças, reminiscências.

Considerada uma faculdade cognitiva extremamente importante, a memória forma a base para a aprendizagem e pode ocorrer tanto de forma mecânica, pela "decoreba", quanto pelo processo de associação e significação de fatos. Cabe a nós descobrirmos a maneira mais rápida e duradoura que a memória pode ser produzida e isso depende muito de quem ensina, do que aprendemos e do meio onde ocorre esse processo. Convém ressaltar que, se não armazenássemos fatos do passado, não seria possível tirarmos proveito de nossas experiências.

> Assim, a memória envolve um complexo mecanismo que abrange o arquivo e a recuperação de experiências; portanto, está intimamente associada à aprendizagem, que é

> a habilidade de mudarmos o nosso comportamento através das experiências que foram armazenadas na memória; em outras palavras, a aprendizagem é a aquisição de novos conhecimentos e a memória é a retenção daqueles conhecimentos aprendidos (NASCIMENTO, 2011, p. 18).

A memória constitui a base do nosso conhecimento e está envolvida com nossa orientação no tempo e no espaço, bem como no nosso potencial intelectual e mecânico. A aprendizagem e a memória representam o suporte de todo o nosso conhecimento, das nossas habilidades e do planejamento. Por isso, ela deve ser trabalhada e estimulada.

O processo de memorização envolve várias áreas do cérebro, pois é um processo que conecta pedaços de memória e conhecimentos, a fim de gerar novas ideias. Ademais, por meio dos nossos sentidos, são formadas diversas impressões na memória, assim como em diversas partes do cérebro com funções específicas. Quando o cérebro processa as informações, todas essas áreas diferentes trabalham em conjunto para produzir o pensamento (MEMORIZAÇÃO, Revista on-line).

Importante destacarmos que o processo de memorização acontece quando recebemos uma informação dos nossos sentidos (tato, audição, visão, paladar e olfato). Essa informação vai até o córtex cerebral; a partir disso, as sinapses formam padrões de comunicação entre os neurônios de diferentes áreas do cérebro. Isso é denominado captação ou codificação da informação.

Com isso, há informações que são descartadas e outras mantidas por se relacionarem a lembranças já existentes no cérebro. Dependendo do que é, essa informação pode se fixar na memória de curto prazo (lembrar do almoço do dia anterior) ou na memória de longo prazo ou permanente (lembrar da festa de natal do ano anterior). Lembramos cerca de 90% do que fazemos, 70% do que falamos, 50% do que vemos e ouvimos, 30% do que vemos, 20% do que ouvimos e 10% do que lemos (MEMORIZAÇÃO, Revista on-line).

Os neurônios ativam o processo de raciocínio e a inteligência, e quando nos concentramos em algo, eles são ativados em cadeia.

Outrossim, para que surjam ideias e soluções em nossa mente, é necessário que haja um processo contínuo. Os neurônios contribuem para o comportamento e para a atividade mental, por exemplo, evitamos passar numa rua onde já vimos pessoas estranhas. Para isso, precisamos nos manter atentos, concentrarmo-nos no assunto, não nos distrair e nem mesmo permitir que hajam interrupções e desmotivação. Referimo-nos a um processo complexo que até mesmo os cientistas não sabem exatamente como funciona. Consequentemente, algumas vezes, colocam em discussão se realmente a memorização é a base do conhecimento.

4.6.2 COMO O CÉREBRO TRABALHA COM A MEMÓRIA

Relevante considerarmos os modelos que tentam explicar como o cérebro armazena e relembra informações, a saber:

> 1) Modelo que tem por base circuitos elétricos. Evidência disso é a existência dos neurônios, ou seja, as pequenas ramificações da célula nervosa, que voltam ao seu próprio corpo reestimulando-a.
> 2) Modelo que está relacionado à produção de substâncias químicas que possuem um código associado às informações. Segundo o modelo, os neurônios são capazes de sintetizar o ARN (ácido ribonucléico) e esta substância conteria um código da memória. Teoria não muito aceita, pois acredita-se que a síntese estaria mais relacionada ao funcionamento celular do que ao código químico da memória.
> 3) Modelo associado às alterações das conexões entre os neurônios. É chamado de modelo conexionista. Os neurônios, através de ramificações (com caráter estimulante e outras inibitório para a célula destinada), comunicam-se com outros neurônios. No ponto de encontro (sinapse) das ramificações com a célula-alvo, são transmitidos os impulsos nervosos. Com isso há alterações na sinapse e

> criam-se novos circuitos neuronais, sendo eles responsáveis por codificar a informação. É o modelo mais aceitável. Há uma hipertrofia ou aumento da função sináptica, além da criação de novas sinapses. Esse modelo é interessante, pois, além de esclarecer como são guardadas as informações, explica também o enfraquecimento das lembranças, por causa da diminuição da função sináptica (causada pelo desuso) (MEMORIZAÇÃO, Revista on-line).

Até poucas dezenas de anos atrás, os estudiosos acreditavam que o armazenamento da memória era distribuído por todo o cérebro homogeneamente, o que não se mantém nos dias atuais. Guedes (2015) destaca que Wilder Penfield foi o primeiro a demonstrar que os processos da memória têm localizações específicas no cérebro humano. Na década de 1940, Penfield começou a usar métodos de estimulação elétrica e verificou que a estimulação elétrica produzia o que ele chamou de resposta experiencial ou retrospecção, na qual o paciente descrevia uma lembrança correspondente a uma experiência vivida.

Estudos com pacientes portadores de lesão no lobo temporal (pioneiramente com o paciente H.M) revelaram dois modos particularmente diferentes de aprendizagem. Essa diferença foi avaliada por psicólogos cognitivistas em estudos com sujeitos normais.

O ser humano aprende o que é o mundo apreendendo conhecimento sobre pessoas e objetos, acessíveis à consciência. Para tanto, usa uma forma de memória que, em geral, é chamada de explícita. De igual modo, aprende como fazer coisas, adquirindo habilidades motoras ou perceptivas às quais a consciência não tem acesso. Para isso, faz uso da memória implícita.

4.6.3 TIPOS E CARACTERÍSTICAS DA MEMÓRIA

Ao pensarmos na diferença entre memorizar a data de aniversário de um filho versus aprender a tocar violão, depreendemos que diversas coisas que aprendemos e lembramos não são processadas sempre pelo mesmo mecanismo neural. Existem, portanto, diferentes categorias de memórias. Entre elas, estão:

> A memória ultrarrápida cuja retenção não dura mais que alguns segundos. A memória de curto prazo (ou curta duração), que dura minutos ou horas e serve para proporcionar a continuidade do nosso sentido do presente. A memória de longo prazo (ou de longa duração), que estabelece engramas ou traços duradouros (dura dias, semanas ou mesmo anos) (CARDOSO, 2015, p. 1).

Ao ouvirmos, pela primeira vez, o número de nossa conta bancária, por exemplo, em poucos segundos, somos incapazes de nos lembrar de todos os números, porque a memória usada é temporária e limitada, isto é, fizemos uso da memória de curta duração. Para que ela se torne permanente, requer atenção, repetições e ideias associativas. Contudo, através de um mecanismo ainda não conhecido, podemos nos lembrar subitamente de um fato esquecido, como o número da conta bancária. Isso ocorre porque guardamos essa informação na memória de longa duração, que é mais permanente e ampla. Lembramos, portanto, do que consolidamos em nossa memória e é mais facilmente evocado.

Oportuno considerarmos que a memória para aprendizagem de habilidades requer repetição e prática, por isso, não esquecemos algo tão facilmente. Assim sendo, se a atividade envolver mais sentidos (visão, audição, cinestesia), ela é mais facilmente consolidada; se for baseada em associações, então, é mais fácil ainda.

Muitos especialistas consideram a memória de curta duração e a memória operacional a mesma coisa, entretanto, isso é discutível porque

> uma característica-chave que distingue uma da outra é, não somente o seu aspecto operacional, como também as múltiplas regiões no cérebro onde o armazenamento temporário ocorre. Tomemos o exemplo de dirigir um carro. Esta é uma

> tarefa complexa que requer diversos tipos de informações processados simultaneamente, tais como a informação sensorial, cognitiva e motora. Parece improvável que estes vários tipos de informação sejam armazenados em um único sistema de memória de curta duração (CARDOSO, 2015, p. 2).

Para nos lembrarmos de eventos prévios, é necessária a combinação de no mínimo duas estratégias usadas pelo cérebro para adquirir informação. Uma das estratégias é denominada memória explícita ou declarativa, a qual requer participação consciente e envolve o hipocampo e o lobo temporal. Outra estratégia é a memória implícita, que não requer participação consciente e utiliza estruturas não corticais.

Já a memória operacional é importante tanto no momento da aquisição quanto no momento da evocação de toda e qualquer memória, seja ela declarativa ou não. Nela armazenamos temporariamente informações que são úteis apenas para o raciocínio imediato e a resolução de problemas, ou então, para a elaboração de comportamentos, podendo ser esquecidas logo a seguir. Por exemplo, o local onde estacionamos o automóvel é uma informação necessária até o momento de chegarmos ao carro. Essa forma de memória é sustentada pelos neurônios do córtex pré-frontal, os quais interagem com outros através do córtex entorrinal, inclusive do hipocampo, durante a percepção, a aquisição ou a evocação.

No que tange à memória de longo prazo, esta pode ser dividida em:

> Memória declarativa (ou explícita): é a memória para fatos e eventos, por exemplo, lembrança de datas, fatos históricos, números de telefone, etc. Reúne tudo o que podemos evocar. Subcaracterizada em:
> - **episódica:** quando envolve eventos datados, isto é, relacionados ao tempo; usamos a memória episódica, por exemplo, quando lembramos dos atentados de 11 de setembro;
> - **semântica:** abrange a memória do significado das palavras. É a coparticipação partilhada do significado de uma palavra

> que possibilita às pessoas manterem conversas com significado. A memória semântica ocorre quando envolve conceitos atemporais. Usamos este tipo de memória ao aprender que Einstein criou a teoria da relatividade, ou que a capital da Itália é Roma (BORTOLI, 2015, p. 10).

A memória declarativa, que também é a memória de pessoas, de ideias e de conceitos é mais facilmente adquirida, mas também mais rapidamente esquecida, haja vista que ela chega ao nível consciente. Esse sistema de memória está associado às estruturas do lobo temporal medial (ex: hipocampo, amígdala).

Já a memória não declarativa (procedural) tem uma localização cortical em parte, mas depois, envolve os gânglios basais (incluindo o corpo estriado) e o cerebelo, mas não atinge o nível de consciência. Em geral, requer mais tempo para ser adquirida, necessita de repetição e prática, porém é bastante duradoura.

> A memória não declarativa (ou implícita) se difere da explícita (declarativa) porque não precisa ser verbalizada (declarada). É a memória para procedimentos e habilidades, por exemplo, a habilidade para dirigir, jogar bola, dar um nó no cordão do sapato e da gravata, etc. (BORTOLI, 2015, p. 10).

Nesse contexto da memória não declarativa, temos a memória evocada por meio de "dicas" *(Priming)*, por meio de procedimentos, a associativa e a não associativa.

> - **Priming:** considera-se que a memória pode ser evocada por meio de "dicas" (fragmentos de uma imagem, a primeira palavra de uma poesia, certos gestos, odores ou sons);
> - **memória de procedimentos:** refere-se às habilidades e aos hábitos. Conhecemos os movimentos necessários para dar um nó em uma gravata, nadar, dirigir um carro, sem que seja preciso descrevê-los verbalmente;

> - **memória associativa:** está estritamente relacionada a algum tipo de resposta ou comportamento. Um exemplo é quando começamos a salivar pelo simples fato de olhar para um alimento apetitoso, por termos, em algum momento de nossa vida associado seu aspecto ou cheiro à alimentação;
> - **memória não associativa:** também está estritamente relacionada a algum tipo de resposta ou comportamento. Um exemplo é quando, sem nos darmos conta, aprendemos que um estímulo repetitivo, por exemplo, o latido de um cãozinho, não traz riscos, o que nos faz relaxar e ignorá-lo (CARDOSO, 2015, p. 2).

4.6.4 BASES ANATÔMICAS DA MEMÓRIA

Como vimos, a memória não possui um único locus, pois diferentes estruturas cerebrais são envolvidas na aquisição, no armazenamento, na consolidação e na recordação das diversas informações adquiridas na aprendizagem.

> Como exemplo disso podemos dizer que o hipocampo e o córtex temporal parecem estar envolvidos na formação da memória declarativa, mas não na memória de procedimentos. Enquanto que certos núcleos do cerebelo e medula espinhal parecem ser necessários para a formação de memórias de procedimento, mas não intervêm na memória declarativa. Devido a esta organização anatômica, assume-se que a memória declarativa é controlada por mecanismos cerebrais superiores, enquanto que a memória de procedimentos parece depender de sistemas e regiões inferiores (CARDOSO, 2015, p. 3).

A memória é, pois, um fenômeno biológico e psicológico que envolve uma aliança de sistemas cerebrais que funcionam juntos.

De acordo com Cardoso (2015), o lobo temporal, localizado abaixo do osso temporal (acima das orelhas), é uma região do cérebro que apresenta um significativo envolvimento com a memória, uma vez que há evidências concretas que mostram o quanto essa região é importante para armazenar eventos passados. Ademais, o lobo temporal contém o neocórtex temporal, que pode ser a região potencialmente envolvida com a memória a longo prazo.

Nessa região, também existe um grupo de estruturas interconectadas que parecem exercer a função da memória declarativa, entre elas, o hipocampo, as estruturas corticais circundando-o e as vias que conectam essas estruturas com outras partes do cérebro. O hipocampo ajuda a selecionar onde os aspectos importantes para fatos e eventos são armazenados; envolve-se também com o reconhecimento de novidades e com as relações espaciais (CARDOSO, 2015).

A amígdala se comunica com o tálamo e com todos os sistemas sensoriais do córtex através de suas extensas conexões. Os estímulos sensoriais, vindos do meio externo, são traduzidos em sinais elétricos e ativam um circuito na amígdala, que está relacionado à memória e depende de conexões entre a amígdala e o tálamo.

Na conexão entre amígdala e hipotálamo, as respostas emocionais provavelmente se originam, permitindo que as emoções influenciem a aprendizagem, porque elas ativam outras conexões da amígdala para as vias sensoriais, a exemplo do sistema visual (CARDOSO, 2015).

O córtex pré-frontal exibe também um papel importante na resolução de problemas e no planejamento do comportamento. Uma razão para acreditarmos que o córtex pré-frontal envolve-se com a memória é que ele está interconectado com o lobo temporal e o tálamo, como podemos observar na Figura 4.

Figura 4 - Córtex pré-frontal.

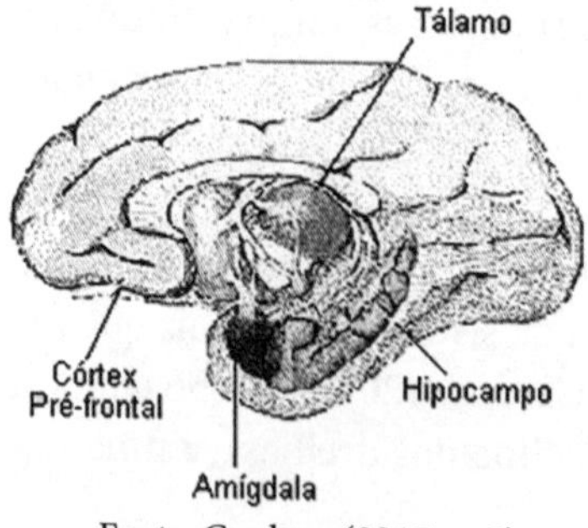

Fonte: Cardoso (2015, p. 3).

O processo de memorização envolve elaboradas reações químicas e circuitos interligados de neurônios. Quando os neurônios são ativados, há liberação de hormônios ou de neurotransmissores que atingem outras células nervosas através de ligações denominadas sinapses (CARDOSO, 2015).

Os fatos antigos naturalmente têm mais tempo para se fixarem em nosso banco de dados, daí sua melhor fixação, o que não ocorre com fatos recentes, que têm pouco tempo para se fixarem e ainda podem ter sua capacidade de fixação alterada por razões relacionadas a variações de estado emocional ou a problemas de ordem física.

4.6.5 COMO OCORRE A COMUNICAÇÃO ENTRE OS NEURÔNIOS

Para um adequado e organizado funcionamento do organismo físico e cognitivo, é preciso que os neurônios coletem continuamente informações sobre o estado interno do organismo e de seu ambiente externo, avaliem essas informações e coordenem atividades apropriadas à situação e às necessidades atuais da pessoa. Vale salientarmos que a comunicação entre os neurônios é uma parte essencial desse processo.

> Todas as nossas sensações, sentimentos, pensamentos, respostas motoras e emocionais, a aprendizagem e a memória, a ação das drogas psicoativas, as causas das doenças mentais, e qualquer outra função ou disfunção do cérebro humano não poderiam ser compreendidas sem o conhecimento do fascinante processo de comunicação entre as células nervosas (neurônios) (CARDOSO, 2015, p. 3).

Os neurônios processam essas informações essencialmente graças aos impulsos nervosos, que são conexões entre um neurônio e outros.

> É a transmissão de um sinal codificado de um estímulo dado ao longo da membrana do neurônio, a partir de seu ponto

> de aplicação. Os impulsos nervosos podem passar de uma célula a outra, criando assim uma cadeia de informação dentro de uma rede de neurônios (CARDOSO, 2015, p. 4).

O impulso nervoso pode ser elétrico ou químico: o elétrico envolve a transmissão de corrente elétrica através de íons, e o químico se dá por processo envolvendo substâncias químicas.

O processo de interação entre os neurônios e entre os neurônios e células efetoras acontece na terminação do neurônio, em uma estrutura chamada sinapse, que também pode ser elétrica ou química. Nos mamíferos, a mais frequente é a sinapse química, na qual o axônio se aproxima do dendrito de outra célula, mas sem tocá-lo, e libera substâncias químicas chamadas neurotransmissores, que se ligam aos receptores químicos do neurônio seguinte. Assim, promovem mudanças excitatórias ou inibitórias naquela célula, desencadeando novas alterações, num processo contínuo.

> Portanto, os neurotransmissores possibilitam que os impulsos nervosos de uma célula influenciem os impulsos nervosos de outras, permitindo assim que as células do cérebro "conversem entre si", por assim dizer. O corpo humano desenvolveu um grande número desses mensageiros químicos para facilitar a comunicação interna e a transmissão de sinais dentro do cérebro. Quando tudo funciona adequadamente, as comunicações internas acontecem sem que sequer tomemos consciência delas (CARDOSO, 2015, p. 3, grifo do autor).

Entendermos como se processa a transmissão sináptica é fundamental para melhor entendermos as operações básicas do sistema nervoso a nível celular, uma vez que este sistema controla e coordena as funções corporais, além de permitir que o corpo responda e exerça alguma ação sobre o meio ambiente. Nesse sentido, a transmissão sináptica é o processo-chave na ação interativa do sistema nervoso.

4.7 PRINCIPAIS NEUROTRANSMISSORES E SUAS FUNÇÕES

4.7.1 DOPAMINA

A dopamina controla níveis de estimulação e o próprio funcionamento motor em muitas partes do cérebro. Quando os níveis desse neurotransmissor estão extremamente baixos, os pacientes se tornam incapazes de se mover voluntariamente, a exemplo da doença de Parkinson, na qual há uma degeneração dos neurônios dopaminérgicos que, oriundos da substância negra, afetam o núcleo estriado envolvido no controle motor do movimento. Já na Esquizofrenia, há um excesso de dopamina liberada para o terminal pós-sináptico, com excessiva estimulação no lobo frontal.

4.7.2 SEROTONINA

A serotonina interfere no humor, na ansiedade e na agressividade. Como a diminuição da liberação de serotonina no sistema nervoso central está associada a desordens de humor e depressão, é conhecido como neurotransmissor do bem-estar. A desordem obsessiva compulsiva também é associada à redução de níveis de serotonina no sistema nervoso central e geralmente é tratada por meio da inibição da recaptação desse neurotransmissor. Em decorrência disso, o apetite é reduzido por drogas que elevam a serotonina no encéfalo (geralmente amina).

Convém destacarmos que o comportamento agressivo e o suicídio têm sido associados a reduzidos níveis de serotonina no encéfalo. Do mesmo modo, a indução do sono pode estar relacionada à serotonina, pois a latência do mesmo é diminuída pelo triptofano, necessário na síntese de serotonina. Outro exemplo é a percepção, pois as sinapses serotoninérgicas, presentes no córtex cerebral, envolvem-se nesse processo.

4.7.3 ACETILCOLINA (ACH)

A acetilcolina controla as atividades das áreas cerebrais relacionadas à atenção, à aprendizagem e à memória, haja vista que os movimentos dos nossos músculos são promovidos pela liberação da acetilcolina dos neurônios colinérgicos para as fibras musculares.

Durante a fase de sono profundo (sono REM, do inglês Rapid Eye Movement, ou então, em sua tradução, Movimento Rápido dos Olhos), a acetilcolina é liberada da ponte. Durante essa fase do sono, é feita a integração cerebral das coisas importantes do dia; também é a fase da recuperação e do reequilíbrio do corpo.

Em relação ao aprendizado e à memória, pesquisas realizadas com animais de laboratório comprovaram que o bloqueio da liberação de acetilcolina cria um déficit na aprendizagem e na memória. Em alguns casos, a colina (somente) é sugerida para facilitar o processo de aprendizado e memorização, com destaque especial à doença de Alzheimer, que, em 90% dos casos, está associada à perda de neurônios colinérgicos no prosencéfalo basal e no hipocampo.

4.7.4 NORADRENALINA

Neurotransmissor relacionado à excitação física e mental, é conhecido por promover o bom humor. Produzido no Lócus Cerúleo (LC), que é um dos muitos candidatos ao chamado centro de "prazer" do cérebro, atua como mediador dos batimentos cardíacos, da pressão sanguínea e da conversão de glicogênio em energia.

A noradrenalina é importante para os processos de aprendizagem e memória e sua liberação facilita a atenção e promove o estado de alerta durante o dia. Entretanto, durante o sono REM, os níveis desse neurotransmissor são reduzidos.

De igual modo, no estresse crônico, verificamos a redução de liberação da noradrenalina. Distintamente, no estresse agudo, a noradrenalina é liberada da glândula adrenal e atua na amplificação do sistema nervoso simpático. Assim sendo, a depressão pode ser causada pela redução na captação de noradrenalina.

4.7.5 ÁCIDO GAMA-AMINOBUTÍRICO (GABA)

É o principal neurotransmissor inibitório do encéfalo. O processo inibitório ocorre quando o GABA se liga ao receptor e permite a entrada de cloro na célula; responsabiliza-se, assim, pela sintonia fina e coordenação dos movimentos, entre outras ações.

Alguns estudos apontam hipóteses de que a deficiência de GABA leva a determinadas formas de esquizofrenia. Nesse sentido, a deficiência da inibição GABA pode ser considerada o distúrbio primário para a atividade estriatal dopaminérgica excessiva no transtorno. Drogas, a exemplo do Diazepam, ressaltam o efeito do GABA nas sinapses. Outros neurotransmissores que também são considerados inibidores são a glicina e a taurina.

4.7.6 GLUTAMATO

O glutamato é o principal neurotransmissor excitatório do encéfalo e sua atuação é fundamental no processo de memorização. Logo, é vital para estabelecer os vínculos entre os neurônios que constituem a base da aprendizagem e da memória a longo prazo.

Curiosamente, o glutamato também está envolvido no processo de suicídio celular, uma vez que o seu excesso é neurotóxico e mata a célula por excesso de influxo de cálcio. A doença do Lou Gehrig (ALS), na qual o glutamato é produzido em grande quantidade, causa morte neuronal da medula espinhal e do tronco cerebral.

4.7.7 PEPTÍDIOS

As endorfinas e encefalinas são neurotransmissores peptídicos opiáceos endógenos capazes de modular a dor e reduzir o estresse. Encontrados em vários locais no encéfalo (sistema límbico, mesencéfalo), eles também são produzidos por glândulas pituitárias, liberados como hormônios e envolvidos na redução da dor, da pressão (pois aumentam a produção de dopamina) e da hibernação.

Ressaltamos que todos os opiáceos (endógenos ou sintéticos) alteram o comportamento, porque agem nos receptores de encefalina do encéfalo e estão envolvidos nos mecanismos de dependência física, a exemplo de:

a) substância P: é um dos neurotransmissores que media a experiência de dor; é encontrado em toda via da dor e sua liberação pode ser bloqueada pela encefalina;

b) neuropeptídio Y/polipeptídio YY: NPY e PPYY são neurotransmissores encontrados no hipotálamo, particularmente no núcleo paraventricular; estão correlacionados a distúrbios de apetite, podendo levar à excessiva ingesta de comida e armazenamento de gordura.

AS RESPOSTAS QUE BUSCAMOS

A presente obra resultou da busca por respostas à pergunta: qual a influência da rinite no aprendizado e no desempenho escolar de estudantes do ensino básico de Frederico Westphalen, RS, na visão do próprio discente e de seus pais? Com esse intuito, desenvolvemos uma pesquisa investigativa para, a partir do relato de experiências, melhor conhecermos a doença e entendermos ações e reações no processo educativo, uma vez que "vivemos no mundo em constante atividade: observamos, sentimos e agimos, mas principalmente pensamos. Todos os nossos atos são acompanhados de pensamento, de reflexões sobre o observado, o sentido e o vivido" (REIS, s/d, p. 3).

De modo geral, há consenso de que pensar, estudar, observar, conhecer e pesquisar são ações que acumulam conhecimento. Assim, quando projetamos uma obra que resulta de pesquisa embasada na observação de pessoas e de suas debilidades, o nosso desejo é que ela possa contribuir para a evolução do processo educativo e, consequentemente, da saúde.

Ao configurar-se como fio condutor da produção de conhecimento, a pesquisa é instrumento significativo para uma leitura real da sociedade, assim como de suas necessidades e de seus anseios. Ou seja, é uma forma de estudarmos, pensando na prevenção e na construção de conhecimento, a fim de auxiliarmos na resolução de problemas.

Importante salientar que, para desenvolvermos uma pesquisa e socializarmos seus resultados, primeiramente, ela deve ser planejada, elaborada, organizada, enfim, estruturada. Por isso, para sua efetivação, é imprescindível definirmos caminhos a serem percorridos, estipularmos métodos e traçarmos estratégias.

Sob enfoque qualitativo, não pretendemos quantificar os casos de rinite, mas sim, saber como esses são sentidos pelos sujeitos, como explica Minayo (2003, p. 137):

> A abordagem qualitativa, ao contrário, refere-se à intensividade dos fenômenos. Ela não se presta à realização de censos, a estudos epidemiológicos de grandes grupos, a pesquisas que queiram medir quantidade. Ela é própria para aprofundar a compreensão de grupos, de segmentos e de microrrealidades, visando ao desvendamento de sua lógica interna e específica, de sua cosmologia, de sua visão de determinados problemas, que se expressam em opiniões, crenças, valores, relações, atitudes e práticas.

Ao tentarmos, por intermédio da coleta de informações individuais, dimensionar o efeito da rinite na rotina escolar, notamos que os dados quantitativos podem elencar fatos qualitativos, pois toda a pesquisa qualitativa também tem um pouco de quantitativa. Chizzotti (1998, p. 34) vai além desse nosso pensamento e afirma: "A pesquisa quantitativa não necessita ser oposta à qualitativa, mas ambas devem sinergicamente convergir na complementaridade mútua."

Sob tal pressuposto, entendemos que um estudo que tem como foco pessoas, suas debilidades e o reflexo disso na prática educacional, deve considerar não apenas dados exatos, mas também observar e ouvir os sujeitos no que tange aos seus anseios e às opiniões em relação ao tema abordado, uma vez que "a abordagem qualitativa parte do fundamento de que há uma relação dinâmica entre o mundo real e o sujeito, uma interdependência viva entre o sujeito e o objeto, um vínculo indissociável entre o mundo objetivo e a subjetividade do sujeito" (CHIZZOTTI, 2003, p. 79).

Por isso, a pesquisa, mais precisamente numa aproximação empírica, necessita de uma metodologia que seja capaz de nos ajudar a esclarecer a relação existente entre duas variáveis, considerando a veracidade ou a falsidade de hipóteses elucidadas. Por conseguinte, o pesquisador ocupa espaço não somente de observador, mas de alguém presente no estudo e que dele participa devido ao desejo de ouvir, entender, compreender, refletir e, se possível, sanar inquietações. Neste caso, o médico e especialista em pneumologia, com atuação em Frederico Westphalen, RS, e região, na posição de pesquisador, aborda o seu envolvimento com a saúde e suas relações com a educação, mediante o anseio de compreender de que forma a rinite pode interferir no sucesso do aprender. Em relação a esse aspecto, Ludke e Andre (1986, p. 3) enfatizam: "É igualmente importante lembrar que, como atividade humana e social, a pesquisa traz consigo, inevitavelmente, a carga de valores, preferências, interesses e princípios que orientam o pesquisador."

Neste livro, ao buscarmos o entendimento da interferência da rinite alérgica na aprendizagem, identificamos a voz dos sujeitos, isto é, estudantes de 6 a 14 anos de idade, com o diagnóstico de rinite, e seus respectivos pais, respeitando suas particularidades e individualidades. No decorrer de nossas análises e reflexões, verificamos que esses sujeitos expressam, de forma objetiva e descritiva, como se sentem no cotidiano da escola quando estão com os sintomas da doença.

Acreditamos que os dados explicitados e analisados, a partir da ideia de representá-los, e não valorá-los nem contestá-los, mas fundamentalmente observá-los em sua íntegra, podem contribuir para um aprimoramento do ensino e da aprendizagem escolar. Considerando, portanto, a opinião dos sujeitos, alunos e seus pais, podemos obter uma ideia mais clara e precisa de como os sintomas da doença afetam o dia a dia dos estudantes e em quais atividades eles sentem mais dificuldade quando afetados por ela.

Outrossim, não apenas para os profissionais da saúde, mas também aos professores, esses dados podem apresentar informações significativas no momento de escolha das atividades para serem aplicadas nas circunstâncias em que os alunos apresentam tais problemas de saúde. Com base nessa ideia e reafirmando o nosso interesse de dar voz aos sujeitos, consideramos relevante apontar a abordagem fenomenológica da pesquisa originária deste livro, pois, como comenta Chizzotti (2003, p. 80):

> A fenomenologia considera que a imersão no cotidiano e a familiaridade com as coisas tangíveis velam os fenômenos.

> É necessário ir além das manifestações imediatas para captá-los e desvelar o sentido oculto das impressões imediatas. O sujeito precisa ultrapassar as aparências para alcançar a essência dos fenômenos.

Por evidenciarmos o que os sujeitos, segundo suas próprias percepções, pensam, sentem e vivem no cotidiano, destacamos o pensamento de Bicudo (2000, p. 71): "A fenomenologia tem por meta ir à coisa mesma tal como ela se manifesta, prescindindo de pressupostos teóricos e de um método de investigação que, por si, conduza à verdade."

Quanto aos fins, a pesquisa que resultou nos dados expostos nesta obra foi do tipo descritiva. Segundo Vergara (2000), além de expor características de uma dada população ou de um determinado fenômeno, essa pesquisa estabelece correlações entre variáveis e define sua natureza. Dessa forma, mesmo servindo de suporte a explicações, seu compromisso não é o de explicar os fenômenos descritos.

Já quanto aos meios, podemos classificar a pesquisa como de campo, pois investigamos, por intermédio de questionário, crianças, adolescentes e seus familiares sobre a doença respiratória em análise e sua influência no aprendizado escolar. Para Vergara (2000), essa investigação empírica deve ser realizada no local onde comumente ocorre um certo fenômeno ou que dispõe de elementos plausíveis para uma explicação.

Associando esses componentes basilares, desenhamos a pesquisa à luz do marco teórico de referência sobre o aprendizado, considerando a forma como acontece e o que o influencia, incluindo desde as conexões neuronais até as práticas em sala de aula. Por valorizarmos o caráter bibliográfico, semelhantemente aos fundamentos da aprendizagem, descrevemos o conceito de rinite, seus sinais, sintomas e características relevantes, visto que, para Reis (s/d, p. 18), "a pesquisa bibliográfica tem como principal característica o fato de que sua fonte dos dados é a bibliografia especializada."

Por fim, a pesquisa de origem configurou um estudo de caso, tendo em vista o grupo delimitado de alunos e suas famílias diante da investigação de influência da rinite no aprendizado escolar. Os sujeitos da pesquisa foram 113 estudantes e seus respectivos pais ou responsáveis, todos moradores de Frederico Westphalen, com idade entre 6 e 14 anos. Todos os que responderam ao questionário apresentaram previamente autorização assinada pelos pais ou responsáveis através de Termo de Consentimento Livre e Esclarecido, após encaminhamento e aprovação do Comitê de Ética em Pesquisa. Ademais, procuramos garantir o anonimato, a privacidade e o direito do pesquisado de desistir da pesquisa a qualquer momento, sem prejuízos ou danos, nem mesmo atrapalhando o tratamento da referida doença.

Convém ressaltarmos que a seleção dos sujeitos se deu por amostragem não probabilística devido à facilidade de acesso e ao voluntariado, sem gastos para os participantes. Outrossim, questões éticas também fizeram parte da pesquisa, garantindo aos sujeitos os quatro princípios que a fundamentam: autonomia, beneficência, não maleficência e justiça, a saber:

> A autonomia inclui o respeito pela pessoa, à sua vontade, aos seus valores morais e crenças ou, ainda, a de seu representante legal. Significa que a pessoa é e deve ser considerada como um ser capaz de deliberar e tomar as próprias decisões no que se refere aos cuidados de saúde. No entanto, aponta que é necessário proteger as pessoas com autonomia diminuída, incluindo-se aqui as crianças com ou sem patologias. A beneficência diz respeito à obrigação ética de maximizar os benefícios e minimizar os prejuízos ao indivíduo. O princípio da não maleficência implica no dever moral de não ocasionar danos ou malefícios às pessoas e impedir que elas sejam colocadas sob riscos adicionais, seja no cuidado em saúde, seja na pesquisa biomédica e comportamental. O quarto princípio, a justiça, se refere à obrigação ética de tratar cada pessoa de acordo com o que se considera moralmente correto e apropriado. Em suma, atribui-se o princípio da autonomia ao cliente, os da beneficência e da não-maleficência, ao profissional, e o da justiça, a todos os envolvidos (FORMIGA, 2010, p. 1).

Segundo Sant'Ana (2009, p. 467), "Na sua acepção mais ampla, autonomia refere-se à capacidade do sujeito de imprimir orientação às suas ações, por si mesmo, e com independência, sendo comum a expressão referir-se ao indivíduo, às instituições e à comunidade." Complementarmente, Teixeira (2012, p. 221) afirma: "A autonomia representa o direito do sujeito da pesquisa de participar desta de forma informada e voluntária, podendo se retirar a qualquer momento, sem nenhum tipo de represália."

Assim como a autonomia foi devidamente respeitada, permitindo a desistência ou a não participação dos sujeitos, a beneficência também tornou-se evidente, haja vista os benefícios à saúde de todos os envolvidos na pesquisa. De acordo com Teixeira (2012, p. 221), "o quesito beneficência corresponde aos possíveis benefícios que o sujeito e a sociedade podem obter com os resultados da pesquisa." Sob essa premissa, os benefícios consistem na possibilidade de um tratamento mais adequado, tendo em vista a compreensão dos profissionais sobre a real dimensão dos sintomas que os pacientes relatam, suas dificuldades e peculiaridades em relação à aprendizagem, contribuindo assim para um tratamento mais pessoalizado e condizente às necessidades escolares dos sujeitos.

Relevante assinalarmos que não houve nenhuma relação entre a participação ou não dos sujeitos com o acompanhamento e/ou tratamento dispensado pelo médico pesquisador. Assim manteve-se garantida a integridade dos sujeitos pesquisados, conforme determina a Resolução 466/2012, do Conselho Nacional de Saúde. Oportuno ressaltarmos que tomamos todos os cuidados especiais para que as ações e os resultados da pesquisa não trouxessem riscos ou consequências de nenhuma ordem (física, financeira, moral, psicológica ou social) aos sujeitos.

Os dados resultantes do questionário que abrangeu assuntos relacionados ao dia a dia dos sujeitos sob efeito dos sintomas da rinite, possibilitou-nos uma análise qualitativa das percepções dos alunos, respeitando culturas e crenças relativas às experiências vividas em decorrência da manifestação da doença no cotidiano escolar. E ninguém melhor que os próprios sujeitos para descreverem, de forma bem particular, esse contexto.

Tendo em vista que a análise qualitativa prevê o entendimento do tema a partir da relação entre estudos, pesquisas e teorias aos dados obtidos, sem deixar de considerar questões éticas que dizem respeito aos sujeitos envolvidos, valemo-nos das palavras de Ludke e André (1986, p. 45):

> Analisar os dados qualitativos significa "trabalhar" todo material obtido durante a pesquisa, ou seja, os relatos de observação, as transcrições de entrevistas, as análises de documentos e as demais informações disponíveis. A tarefa de análise implica, num primeiro momento, a organização de todo o material, dividindo-o em partes, relacionando essas partes e procurando identificar nelas tendências e padrões relevantes. Num segundo momento essas tendências e padrões são reavaliados, buscando-se relações e inferências num nível de abstração mais elevado (grifo do autor).

APRESENTAÇÃO E ANÁLISE DOS RESULTADOS

A pesquisa que deu origem a esta obra foi realizada durante os meses de março a junho de 2016 e contou, como já mencionado, com crianças e adolescentes que, à época, tinham idade entre 6 e 14 anos, com diagnóstico prévio de rinite, e com os respectivos pais ou responsáveis. Residentes na cidade de Frederico Westphalen, RS, todos faziam parte do quadro de pacientes do médico pneumologista, aqui, pesquisador responsável.

Em um primeiro momento, um total de 198 crianças preencheram os critérios de inclusão estabelecidos à pesquisa. Não obstante, após tentativa de contato pessoal e telefônico com todos, e com a grande maioria, mais de uma tentativa de contato, obtivemos êxito com 113 participantes e apenas um questionário retornou em branco.

Vale lembrarmos que algumas perguntas aceitavam mais de uma resposta e também que os sujeitos tinham a liberdade de não responder à totalidade das perguntas, o que acabou acontecendo algumas vezes. Então, nem todos os 113 questionários tiveram todos os seus questionamentos respondidos. Todos os pais ou responsáveis responderam às perguntas destinadas a eles, mas sem esclarecimento se foi o pai, a mãe, os dois ou os responsáveis.

Inicialmente, procuramos saber dados elementares, como idade e sexo. Como já enfatizamos, das idades entre 6 a 14 anos, 72 eram meninos e 38 meninas, com 3 sem identificação de sexo, conforme demonstra o Gráfico 1.

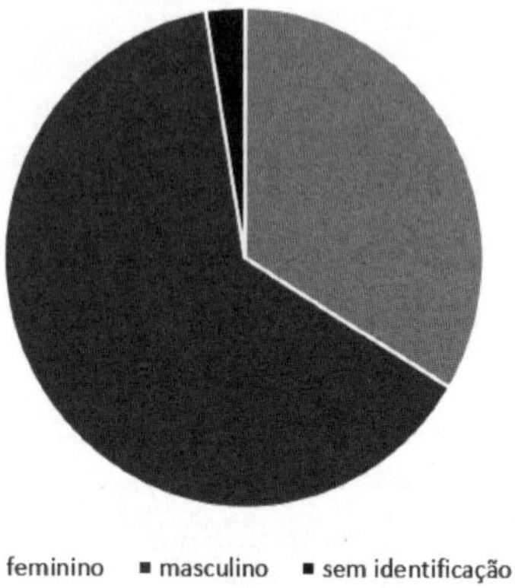

Gráfico 1- Definição de gênero.
Fonte: Elaborado pelo autor.

Na sequência, perguntamos se possuíam ou não rinite. Do total de participantes, 99 afirmaram que tinham rinite e 13 não, com 1 resposta em branco, como mostra o Gráfico 2. Mesmo com diagnóstico e tratamento prévio para essa doença, 11,5% relataram não tê-la, evidenciando, de certa forma, o desconhecimento.

Gráfico 2 - Declaração de ter a doença.

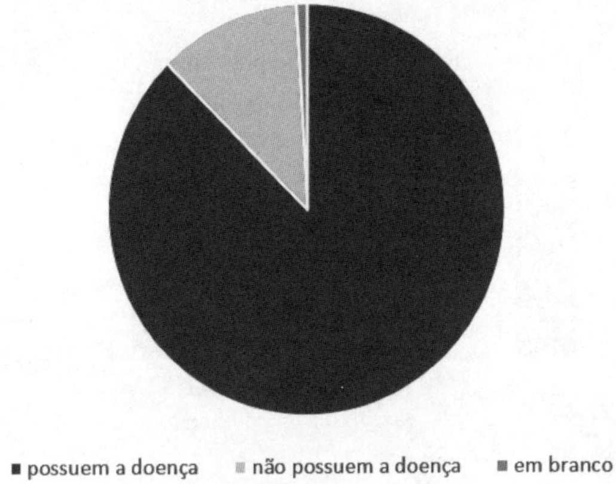

Fonte: Elaborado pelo autor.

Em seguida, nosso interesse se voltou ao que eles sentiam quando estavam com os sintomas da doença, o que destacamos nos Gráficos 3 e 4. Notamos que os sintomas mais citados foram os nasais, com 148 menções. Na sequência, foram citados: coceira/prurido (37); obstrução/congestão (35); coriza (33); espirros (33), às vezes, resumidos como irritação nasal. Outros sintomas também mencionados foram os oculares (39), incluindo ardência, coceira, lacrimejamento, vermelhidão e irritação. A falta de ar (20) e a tosse (20) também ganharam destaque, além da dor de cabeça mencionada em 22 questionários. Podemos associar esta dor a algumas peculiaridades da rinite, como o déficit de sono, os sintomas nasais e os oculares. Dentre os sintomas menos citados, encontramos irritação na garganta, cansaço, mal-estar, indisposição, sintomas otológicos, catarro, tontura, vômito, entre outros.

Gráfico 3 - Sintomas da doença.

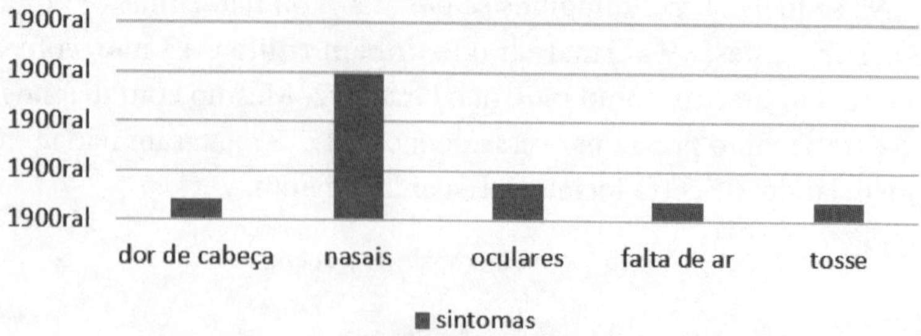

Fonte: Elaborado pelo autor.

Gráfico 4 - Sintomas nasais.

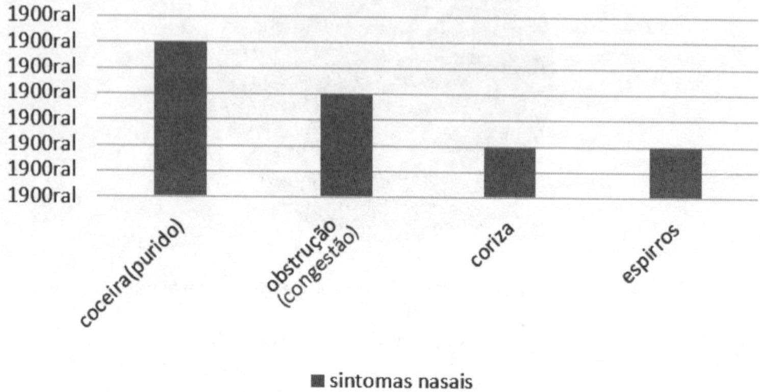

Fonte: Elaborado pelo autor.

Sabemos que os sintomas nasais da rinite, de modo especial a obstrução nasal, fazem com que o acometido respire de boca aberta, o chamado respirador oral. Em consequência, ele tem uma capacidade respiratória restrita, o que ocasiona prejuízo na qualidade do ar inalado, bem como altera a dentição, o paladar, a fala e o sono, além de alterações orofaciais e posturais. Essas alterações físicas implicam em alterações comportamentais.

> Distúrbios de comportamento nos respiradores orais, tais como a inquietação, a irritação, a desatenção, o sono agitado, a enurese noturna, a sonolência durante o dia são comuns. Esses sintomas podem afetar a concentração da criança e interferir negativamente no desempenho escolar. Não é raro

> o respirador oral ter distúrbio de escolaridade apesar de inteligência normal. E a co-relação da rinite alérgica e da respiração oral apresenta uma alta frequência de alterações na fala, baixo desempenho escolar e alterações no sono (NETO *et al.*, 2016, p. 1).

O cansaço provocado pela congestão nasal em pacientes alérgicos e a consequente respiração oral são uns dos fatores responsáveis pelos escores mais baixos da qualidade de vida apresentados por esses pacientes.

Diante do exposto, inferimos que é inquestionável a atuação negativa da respiração oral sobre a qualidade de vida dos pacientes. Vale ressaltarmos que o tratamento do respirador oral deve constar de uma equipe interdisciplinar, isto é, médicos, ortodontistas, fisioterapeutas, odontopediatras e fonoaudiólogos.

No estudo publicado na Revista Brasileira de Alergia e Imunologia (2010, p. 229-234), intitulado "Rinite alérgica e sua interferência na vida de crianças e adolescentes acompanhados em serviço de referência: avaliação do nível de satisfação com o tratamento", à pergunta "quais os sintomas mais comuns que ocorreram no mês de pior evolução?", foram apontados os espirros em salva, o prurido nasal e a congestão como os de maior frequência. A congestão nasal foi citada como sintoma que mais os incomoda (moderado/extremo), seguido pelos espirros em salva e prurido nasal. Tais dados são explicitados na Tabela 2, assim como a significância dos sintomas oculares.

Tabela 2 – Crianças e adolescentes (n = 74) segundo a prevalência de sintomas que foram motivo de queixas na maioria dos dias durante o pior período no ano passado e o grau de incômodo (moderado ou intenso) desses sintomas.

Sintoma	Queixa maior parte dos dias pior período último ano - n (%)	Incômodo moderado ou intenso - n (%)
Espirros repetidos	40 (54,1)	45 (60,8)
Prurido nasal	37 (50,0)	44 (59,5)
Congestão nasal	36 (48,6)	48 (64,9)
Tosse	30 (40,5)	37 (50,0)
Hiperemia ocular	28 (37,8)	43 (58,1)
Coriza	28 (37,8)	39 (52,7)
Lacrimejamento ocular	23 (31,1)	29 (39,2)

Fonte: Camelo-Nunes e Solé (2010, p. 231).

Sabemos que a associação entre doenças alérgicas é frequente, assim como é intensa a correlação entre rinite alérgica e asma (CAMELO-NUNES; SOLÉ, 2010). Por isso, podemos dizer que a tosse e a falta de ar, sintomas apresentados por esses pacientes, podem também ser explicados pela relação da asma e da hiperreatividade brônquica com a rinite.

Levantamentos populacionais estimam que 38% dos pacientes com rinite alérgica tenham asma e que 78% dos asmáticos tenham rinite associada. Ainda, segundo alguns estudos, a rinite alérgica ocorre em mais de 75% dos pacientes com asma alérgica e em mais de 80% dos pacientes com asma não alérgica (CAMELO-NUNES; SOLÉ, 2010). Essa associação fisiopatológica é reforçada pela percepção de que o tratamento da rinite reduz a incidência e a gravidade da asma.

A relação familiar considerando genética e hereditariedade também é relevante nesse assunto. Adultos com antecedentes familiares de asma e rinite têm um risco 2-6 vezes maior de desenvolver rinite e 3-4 vezes maior de desenvolver asma, respectivamente, quando comparados a adultos sem esses antecedentes (CAMELO-NUNES; SOLÉ, 2010).

No artigo "Efeitos da asma, da rinite alérgica e da respiração oral na qualidade de vida de crianças e adolescentes", Neto *et al.* (2016) reafirmam a relação entre asma e rinite:

> [...] pois já está registrada (na literatura) a pior qualidade de vida das crianças asmáticas com rinite alérgica em relação às asmáticas sem rinite alérgica, devido aos seus sintomas. É relatado ainda, que a coexistência da asma e da rinite alérgica reflete em diminuição na tolerância aos exercícios e no aumento das faltas nas escolas (NETO *et al.*, 2016, p. 4).

Em nossa pesquisa que serve de referência para esta obra, comprovamos a relação entre sintomas oculares e rinite, porém a real prevalência não é bem definida e provavelmente é subestimada, pois, além da própria rinite não ser valorizada, os sintomas oculares são menos prestigiados quando comparados aos nasais.

Destacamos ainda que alguns estudos sugerem que a rinossinusite é uma complicação comum da rinite, sendo um fator contribuinte em 40-80% dos casos de sinusite crônica (CAMELO-NUNES; SOLÉ, 2010). Nesse mesmo raciocínio, levantamos a discussão que diz respeito à relação entre rinite e os sintomas otológicos, como desconforto, hipoacusia e até infecção, esta última ainda controversa.

Os sintomas encontrados em nossa pesquisa são semelhantes aos da literatura, com destaque aos sintomas nasais, oculares e respiratórios. Chamamos atenção ao considerável número de vezes que a dor de cabeça foi citada, pois identificamos, desde as primeiras perguntas do nosso questionário, a relação que os sintomas da rinite têm sobre os nossos sentidos, principalmente a audição e a visão, que são extremamente importantes para o aprendizado.

Goldschmidt *et al.* (2008) afirmam que, para os seres humanos, a percepção de mundo se dá por meio dos sentidos sensoriais: audição, tato, paladar, olfato e visão. Além disso, a união e o estímulo desses sentidos facilitam o processo de aprendizagem do educando, pois o conhecimento de mundo chega por meio deles, é captado por células sensoriais e, posteriormente, interpretado pelo cérebro. Dessa forma, o corpo representa o principal instrumento de aprendizagem.

Quando percebemos, o mundo é o que conseguimos dele conhecer; ademais, o que dele conseguimos entender e compreender, bem como nele aprender. Nessa linha, os sentidos são componentes importantíssimos para o sucesso na aprendizagem de uma criança que busca interpretar o espaço em que está inscrida. Ou seja, a criança usa os seus sentidos para intermediar o seu aprendizado do mundo, da vida, da escola, dos números, das letras. Ver, ouvir, tocar, sentir cheiro e provar são métodos importantíssimos para ela perceber onde se encontra, por que ali está e como chegou até um determinado espaço.

> Na teoria sociointeracionista de Vygotsky, encontramos uma visão de desenvolvimento humano baseada na ideia de um organismo ativo cujo pensamento é constituído em

> um ambiente histórico e cultural: a criança reconstrói internamente uma atividade externa, como resultado de processos interativos que se dão ao longo do tempo (MARTINS, 1997, p. 114).

É importante entendermos que todas as coisas que acontecem na sociedade e no ambiente são percebidas e compreendidas de forma diferente por cada indivíduo, pois cada um de nós tem uma bagagem física, cultural e intelectual diferenciada, o que culmina em visões diferentes das coisas, conforme acentua Martins (1997, p. 115):

> Vygotsky estabelece uma importante distinção entre significado e sentido: aquilo que é convencionalmente estabelecido pelo social é o significado do signo linguístico; já o sentido é o signo interpretado pelo sujeito histórico, dentro de seu tempo, espaço e contexto de vida pessoal e social.

Quando fazemos uso dos sentidos para recebimento e percepção de informações, o processo cognitivo se desenvolve. A respeito disso, Goldschmidt *et al.* (2008, n.p.) comentam:

> O cérebro humano é responsável pelo recebimento e interpretação das sensações captadas pelos órgãos dos sentidos, transformando-as em informações valiosas para o corpo. Essas sensações e informações são preciosas no processo cognitivo do educando.

Em outras palavras, podemos afirmar que a associação das informações recebidas pelos sentidos e as experiências vivenciadas nos diversos espaços que a criança frequenta constituem o processo da aprendizagem em sua amplitude. Na mesma linha de pensamento, Goldschmidt *et al.* (2008, n.p.) corroboram: "Diante deste contexto, a percepção individual ocorre através dos órgãos dos sentidos associados a atividades cerebrais." Ou seja, as diferentes percepções do mundo estão relacionadas às diferentes personalidades, à idade, às experiências, aos aspectos socioambientais, à educação e à herança biológica.

Sob essa ótica, a escola é apenas um dos espaços onde a criança constrói seu aprendizado, visto que a família, a sociedade, o mundo em que ela vive fazem parte desse processo. Entretanto, na escola é que ela recebe as informações que interferem com mais significado no desenvolvimento do seu aprender. Assim, estar presente na escola não pode ser de forma parcial. Diferentemente, é preciso que o aluno esteja envolvido completamente com o que acontece na escola para que o aprendizado se efetive integralmente.

> Para Vygotsky, não é suficiente ter todo o aparato biológico da espécie para realizar uma tarefa se o indivíduo não participa de ambientes e práticas específicas que propiciem esta aprendizagem. Não podemos pensar que a criança vai se desenvolver com o tempo, pois esta não tem, por si só, instrumentos para percorrer sozinha o caminho do desenvolvimento, que dependerá das suas aprendizagens mediante as experiências a que foi exposta (RABELO; PASSOS, s/d, p. 6).

Nesse contexto, enfatizamos a importância de o aluno estar bem, sentir-se confortável, usar de sua disposição física em prol de sua aprendizagem, focar seus sentidos nas atividades que estão acontecendo e garantir o aprendizado. Pois como é possível ele perceber, sentir, ouvir, visualizar uma experiência quando algo em seu corpo não está bem?

Em conformidade com Goldschmidt *et al.* (2008, n.p.) "os estímulos sensoriais, os sentimentos relacionados ao espaço e à paisagem originam-se de experiências comuns voltadas para o exterior". Assim sendo, a percepção do ambiente, as imagens e seus significados, as impressões absorvidas e os laços afetivos são singulares em cada ser humano. Contudo, o cognitivismo, a personalidade e os ambientes social e físico têm uma determinada influência direta no processo de percepção do ambiente.

Relevante salientarmos que, quando o aprendizado está sendo construído, o aluno tem sua atenção voltada para o fato vivenciado; já quando sua atenção se mantém parcialmente focada, consequentemente o aprendizado acontece parcialmente. Desse modo, o aluno submetido à dor de cabeça, à irritação nos olhos, entre outros sintomas da rinite, não consegue dirigir uma atenção total ao que realiza. Logo, esses incômodos físicos têm influência direta na experiência que condiciona a construção da aprendizagem.

Ainda segundo Goldschmidt *et al.* (2008, n.p.), "as sensações é que nos dão as qualidades, as impressões dos objetos e consequentemente os significados e valores atribuídos por nós." Sob tal pressuposto, para termos as sensações, necessitamos dos sentidos, isto é, da visão, do olfato, do paladar, da audição e do tato, pois são eles que nos permitem formar ideias e imagens, além de compreendermos o mundo que nos rodeia.

Nessa perspectiva, a percepção se apresenta como um processo ativo da mente juntamente com os sentidos. Ou seja, no processo perceptivo, há uma contribuição da inteligência, motivada pelos valores éticos, morais e culturais, assim como pelo julgamento, pelas experiências e pelas expectativas daqueles que o percebem.

Aprender é, portanto, construir com base na curiosidade. Assim, quando uma criança está acometida de uma crise de rinite, com sintomas físicos intensos da doença, é significativa a perda de qualidade no seu aprendizado em sala de aula.

Ir à escola ou não ir é uma indagação constante. Assim sendo, em uma das questões, perguntamos se as crianças vão à escola quando estão com os sintomas da rinite. Nenhuma delas respondeu "nunca"; 11 responderam "às vezes"; 35 responderam "quase sempre"; 53 responderam "sempre", conforme mostra o Gráfico 5. Os dados revelam que cerca de 53% vão à escola mesmo quando estão com os sintomas, o que nos permite dizer que quase metade das crianças (em torno de 47%), em algum momento, deixam de ir à escola por causa dos sintomas da rinite. A chance de a criança não ir à escola quando está com os sintomas é considerável, porém entendemos que o índice de abstenção é baixo, pois 80% (88 sujeitos) sempre ou quase sempre vão à escola quando estão acometidos pela doença.

Gráfico 5 - Ida à escola com a doença.

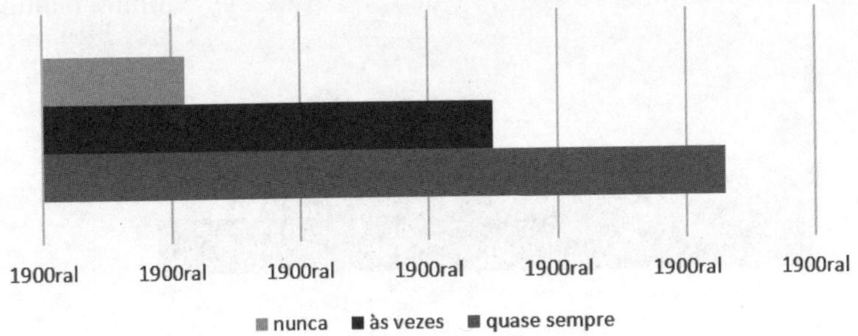

Fonte: Elaborado pelo autor.

Percebemos que, por mais que os sintomas da doença afetem o aprendizado, os sujeitos da pesquisa preferem estar na escola. Nesse sentido, estar nesse espaço que gera experiências é fator determinante para o aprendizado, mesmo que o sucesso seja parcial naquele momento. No entanto, em atividade, a rinite é uma importante causadora de abstenção da escola, como abordam Camelo-Nunes e Solé (2010, p. 28) a respeito de um estudo nos EUA: "Estudo prévio documentou ser a rinite alérgica responsável pela perda de aproximadamente 2 milhões de dias de escola, sendo que, independentemente do dia, cerca de 10.000 crianças faltam por dia devido aos sintomas."

Em relação à quantidade de vezes que esses estudantes com rinite (99 sujeitos) faltam à aula devido aos sintomas da mesma, 51 relataram que "não faltam"; 43 faltam "de 1 a 10 vezes"; 4 faltam "de 10 a 20 vezes"; somente 1 falta "acima de 20 vezes". Esses dados constantes no Gráfico 6 reafirmam o que já havíamos deduzido na questão anterior, isto é, cerca da metade das crianças, em algum momento do ano, falta à aula devido aos sintomas da rinite. Todavia, se pegarmos os dados dos que nunca faltam e os dos que faltam de 1 a 10 vezes por ano, identificamos o total de 95 crianças (cerca de 96%). Apesar de constatarmos, em termos numéricos, que a abstenção é baixa, é relevante ponderarmos que, nos dias de ausência, a escola pode proporcionar alguns fatos importantes para o aprendizado do aluno, desfalcando ou retardando seu desenvolvimento.

Gráfico 6 - Faltas na escola.

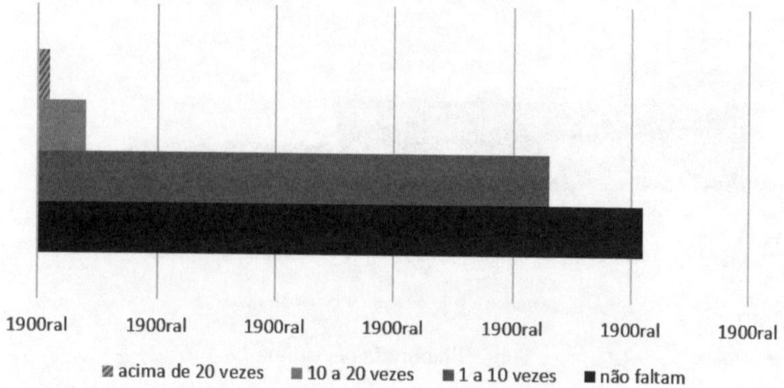

Fonte: Elaborado pelo autor.

Consoante Pontili (2004, p. 2), "elevar a frequência escolar e manter a criança na escola é o primeiro passo para elevar o nível médio de escolaridade de um país." Assim sendo, garantir a permanência do aluno na escola é ter a segurança de que algum contato com o aprendizado ele terá, seja de forma total ou parcial. Logo, estar presente nas atividades é um passo importante na construção do saber. Isso porque tudo o que se desenvolve na escola se volta ao aprendizado do aluno. Além disso, as atividades são planejadas para que o aluno tenha várias formas de perceber aquilo que confere ao objetivo do professor.

Presente na escola, o aluno tem várias opções de efetivar seu aprendizado. À vista disso, mesmo o aluno sabendo que, acometido de uma crise intensa de rinite, não se encontra apto a absorver totalmente aquilo que o professor está mediando, o fato de estar entre experiências diversas faz com que ele vivencie e participe, nem que seja de forma parcial, da construção de seu aprendizado.

> Vygotsky salienta que as possibilidades que o ambiente proporciona ao indivíduo são fundamentais para que este se constitua como sujeito lúcido e consciente, capaz, por sua

> vez, de alterar as circunstâncias em que vive. Nesta medida, o acesso a instrumentos físicos ou simbólicos desenvolvidos em gerações precedentes é fundamental (MARTINS, 1997, p. 114).

Na questão que investiga se os sintomas da rinite atrapalham o cotidiano escolar, dos 99 sujeitos que relataram ter rinite, 11 deles responderam "não"; 43 na "minoria das vezes"; 37 na "maioria das vezes" e 8 responderam "sempre". Do total de participantes, como verificamos no Gráfico 7, somente 11% assinalam que os sintomas não atrapalham, entretanto, 89% afirmam que se sentem atrapalhados na escola pelos sintomas da rinite, com 45% desses relatando que se sentem afetados, se somarmos os que referiram na "maioria das vezes" e "sempre". Apesar de 43 sujeitos relatarem que os sintomas atrapalham na "minoria das vezes", voltamos a frisar que, mesmo sendo poucas vezes, podem sentir inibida ou dificultada uma plena atividade de ensino e aprendizagem.

Gráfico 7 - Sintomas atrapalham o dia a dia.

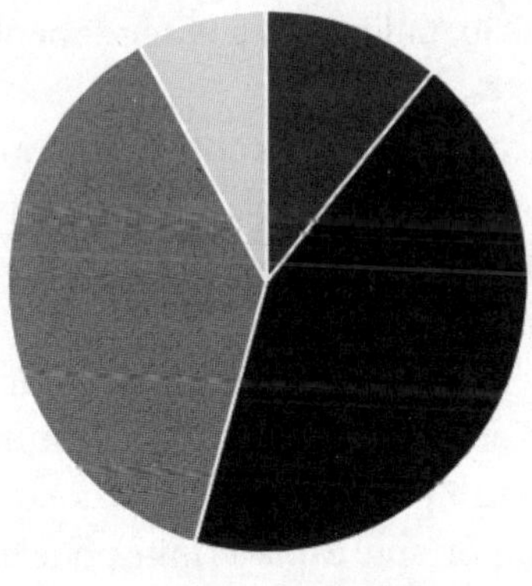

Fonte: Elaborado pelo autor.

Ao colocarmos em evidência a permanência dos alunos na escola, convém destacarmos o que determina o Ministério da Educação (2006, p. 7):

> Ressalte-se que a aprendizagem não depende apenas do aumento do tempo de permanência na escola, mas também do emprego mais eficaz desse tempo: a associação de ambos pode contribuir significativamente para que os estudantes aprendam mais e de maneira mais prazerosa.

Enfatizamos, uma vez mais, que o processo de ensino e aprendizagem é composto por várias experiências vivenciadas pelo aluno e estas não ocorrem só na escola, mas em todos os espaços em que ele está inserido. Ao reunir um planejamento pedagógico com várias atividades, desenvolvidas de diversas formas, a escola visa garantir e dar opções diversificadas para que o aluno consiga efetivar seu aprendizado. Assim, quando uma criança enfrenta um momento de crise de rinite, algumas atividades que fazem parte do processo de construção do conhecimento podem ser afetadas. Destacamos a implicância negativa na concentração, na atenção e no acompanhamento das explicações do conteúdo, pois sabemos que para uma adequada percepção e assimilação do que é ensinado em sala de aula é necessária muita atenção e concentração, tanto para o entendimento de um conteúdo quanto a fixação deste.

Os sintomas físicos da doença, conforme manifestações dos sujeitos, atrapalham suas atividades escolares. Como vimos, os nossos sentidos são muito importantes para o desenvolvimento das atividades de aprendizado. Contudo, se alguns deles estiverem debilitados, como no caso da rinite, há uma propensão de o aluno apresentar uma certa dificuldade nas atividades que exigem tais sentidos, porque há uma falha na conexão entre a percepção das coisas e o cérebro.

Outra questão importante é que a rinite pode provocar uma maior dificuldade na realização de atividades físicas, como correr, jogar futebol, brincar, caminhar, subir escadas, entre outras. Para realizarmos essas tarefas, nosso corpo deve estar bem preparado fisicamente, e como a doença afeta principalmente as vias respiratória e ocular, além dos sintomas já mencionados, entendemos que ela atrapalha as atividades que exigem um bom desempenho físico.

Sem dúvida, o corpo humano é de fundamental importância para desempenharmos nossas atividades diárias, colocarmos em prática nossas habilidades e aperfeiçoá-las, além de ser extremamente necessário na aquisição de novos conhecimentos. No que tange à importância do corpo no contexto escolar, Goldschmidt *et al.* (2008, n.p.) asseveram que devemos

> [...] acreditar na simbiose do corpo e do conhecimento, porque a ação, mediada pelo corpo, ativa outros canais além do visual e do auditivo. O corpo como um todo é um canal de convergência sensorial. Por sabermos que o corpo também participa do aprendizado, também sente e também se recorda, precisamos reconhecê-lo, respeitá-lo e utilizá-lo mais em nossas vidas.

Não podemos deixar de considerar também o efeito negativo que a rinite exerce sobre o sono. Nos últimos anos, temos acompanhado uma maior preocupação da ciência com a qualidade do sono, pois sabemos que um sono ruim atrapalha a capacidade funcional do indivíduo. A rinite é uma comorbidade que pode ocasionar um sono não adequado, pois "em um inquérito realizado entre indivíduos com rinite alérgica (RA), 68% dos que manifestavam RA perene e 48% daqueles com RA sazonal relataram que a doença interferia com o sono" (CAMELO-NUNES; SOLÉ, 2010, p. 127).

Sem um sono adequado, há um decréscimo nas capacidades física, intelectual e emocional da pessoa, atrapalhando suas atividades durante o dia. Além disso, o sono ruim está relacionado ao aparecimento de doenças cardiovasculares, metabólicas e psicológicas.

> As consequências das alterações no padrão de sono são diversas, podem ocorrer reduções na eficiência do processamento cognitivo, do tempo de reação e da responsividade atencional, além de prejuízo na memória, aumento da irritabilidade, alterações metabólicas, endócrinas, imunológicas, quadros

> hipertensivos, cansaço, náuseas, dores de cabeça, ardência nos olhos, visão turva, dores articulares e diminuição da libido (ANTUNES *et al.*, 2008, p. 52).

Dentre os sintomas nasais que mais causam impacto sobre o sono, destacamos a obstrução e a coriza, pois a secreção nasal e o edema da mucosa obstruem as cavidades nasais, dificultando a passagem do ar. A obstrução nasal associada à congestão torna-se um fator de risco para eventos respiratórios associados aos distúrbios do sono, como a apneia, a hipopneia e os roncos.

> Em pacientes com RA cujo sono foi avaliado por polissonografia,(20) as apneias obstrutivas foram mais frequentes e duradouras naqueles que apresentavam obstrução nasal, quando comparados àqueles pacientes sem obstrução nasal. De maneira semelhante, a chance de ocorrência de apneia e hipopneia — distúrbios respiratórios graves relacionados ao sono — revelou-se superior (1,8 vezes maior) entre pacientes alérgicos com obstrução nasal quando comparados àqueles sem obstrução nasal (CAMELO-NUNES; SOLÉ, 2010, p. 128).

Por ser reflexo da maneira como vive, o ser humano precisa necessariamente de alimentação saudável, atividades físicas e sono adequado para a idade, isto é, de fatores determinantes que garantem a qualidade de vida de uma pessoa, especialmente das crianças. Não obstante, durante uma crise de rinite em que a criança apresenta sintomas intensos de dor, irritação, coceira, narinas congestionadas e sono prejudicado, é comum percebermos características emocionais alteradas.

Os sintomas emocionais apresentados pelos acometidos pela rinite vão desde desânimo, irritação, desmotivação, mau humor, indisposição até o sentimento de vergonha por atrapalhar colegas e amigos. Acreditamos, portanto, que um fator importante no aprendizado é o bem-estar psicológico dos envolvidos no processo.

> [...] parece haver consenso na literatura de que a cognição e as emoções são componentes importantes para que o sujeito possa aprender. Piaget (1958) propõe que sejam considerados os aspectos afetivos em todos os atos inteligentes. Os achados na literatura têm demonstrado que os aspectos emocionais estariam relacionados com um melhor ou pior rendimento do aluno (ROZEKA; SERRAB, 2015, p. 168).

A autoestima, indissociável à confiança e a motivação, é essencial para o desempenho de nossas atividades e à assimilação de fatos novos, pois nos torna pessoas proativas, curiosas e receptivas para conhecermos o novo e readaptarmos o que já possuímos.

Alves (2011, p. 62) reforça o poder da autoestima. Para ele,

> as pessoas que gostam genuinamente de si mesmas e se aceitam como seres humanos valiosos descobrem que podem ampliar seus horizontes, aceitar novos desafios e alcançar desempenhos cada vez mais elevados e eficazes, encarando tudo isso como parte do seu processo normal de crescimento e desenvolvimento.

Uma vez mais, afirmamos que as alterações emocionais ocasionadas pela rinite e citadas claramente pelos alunos produzem efeitos negativos nas atividades, tanto dentro quanto fora da sala de aula, tanto em atividades concretas quanto no relacionamento interpessoal dos atores da escola, o que incontestavelmente dificulta o aprendizado.

> O efeito social da RA não se restringe apenas à família. Na escola, essas crianças podem apresentar distúrbios emocionais em decorrência do prejuízo de aprendizado que comumente acompanha a RA e/ou devido às limitações de atividades impostas pela necessidade de evitar o contato com os alérgenos. Com isso, sua habilidade de integração completa e irrestrita com seus pares fica muito prejudicada

> e surgem os distúrbios emocionais (CAMELO-NUNES; SOLÉ, 2010, p. 127).

Referentemente à questão que trata do quanto os sintomas da rinite atrapalham o dia a dia na escola, dos que responderam "na minoria das vezes", destacamos que o déficit de concentração é um dos mais afetados, assim como há implicações negativas nas atividades físicas. De igual modo, enfatizamos os sintomas nasais e oculares, assim como a dor de cabeça e a dificuldade de respirar. Sintomas emocionais como irritação, indisposição, mal-estar, sensação de estar atrapalhando a turma também foram citados.

Mediante o apontamento "na maioria das vezes" por parte de alguns alunos, percebemos que se mantém o destaque aos seguintes itens: concentração, atenção, bem como atividades físicas fora e na sala de aula. Os sintomas da doença também são muito citados, assim como os emocionais. Àqueles que afirmaram que os sintomas sempre atrapalham o dia a dia da sala de aula, mantém-se o destaque para concentração e atenção, assim como nos sintomas nasais.

Revisando a literatura e comparando-a com os dados obtidos, temos clareza de que os prejuízos físicos, psicológicos e sociais estão presentes no dia a dia dos acometidos, quer sejam adultos, crianças ou adolescentes.

> De maneira geral, os pacientes sentem-se incomodados pelos sintomas propriamente ditos, particularmente pela obstrução nasal, coriza e espirros. Sentem-se aborrecidos por não conseguir dormir bem à noite e frequentemente estar exaustos durante o dia. Vivenciam, ainda, sintomas não nasais que causam desconforto, tais como sede, baixa concentração e cefaleia. Consideram alguns problemas de ordem prática muito irritantes, como, por exemplo, a necessidade de carregar lenços e de assoar o nariz com frequência, apresentam limitações em suas atividades diárias e sentem-se frustrados e irritados (CAMELO-NUNES; SOLÉ, 2010, p. 126).

No entanto, parece-nos que os efeitos dos sintomas e sua repercussão física e psicológica não são semelhantes nas diferentes idades.

> Os adolescentes, embora vivenciem problemas de modo similar aos adultos, manifestam problemas mais intensos com a concentração, particularmente com o trabalho escolar. As crianças mais jovens, entretanto, apresentam um perfil um pouco diferente: sentem-se incomodadas pelos sintomas e pelos problemas de ordem prática, como ter que carregar lenços e tomar remédios; contudo, tendem a experimentar menos interferência em suas atividades diárias e não expressam os distúrbios emocionais vivenciados por adultos e adolescentes (CAMELO-NUNES; SOLÉ, 2010, p. 126).

Para a pergunta relativa às atividades que são prejudicadas devido aos sintomas da rinite, 72 sujeitos citaram as relacionadas aos exercícios físicos e 66 apontaram as realizadas em sala fechada, como podemos observar no Gráfico 8. Na opinião de 34% dos alunos, os sintomas da rinite também atrapalham as brincadeiras no pátio e para 8% as tarefas associadas a assistir a vídeos. No item "outros", identificamos que as atividades em sala de aula são as mais afetadas pela rinite, seguidas pelas atividades físicas.

Gráfico 8 - Atividades na escola que prejudicam.

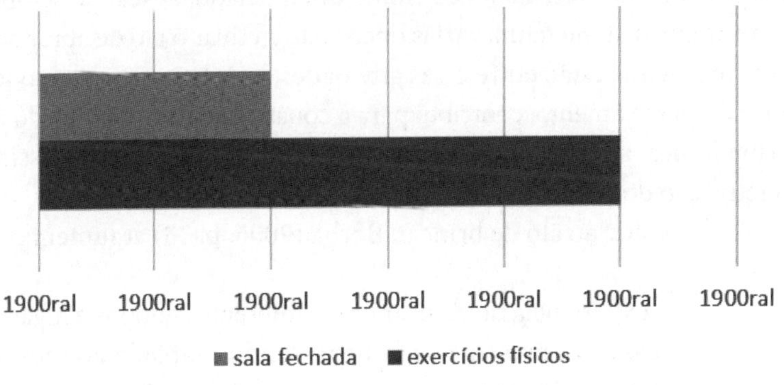

Fonte: Elaborado pelo autor.

Ainda sobre estudo publicado na Revista Brasileira de Alergia e Imunologia (2010), a rinite interfere significativamente em várias atividades cotidianas, a exemplo de brincar com animais (66,2%); praticar esportes (41,9%); realizar atividades externas, como ciclismo ou caminhada (28,4%); sair-se bem no trabalho ou na escola (25,6%) e participar de atividades sociais, como sair com a família e com os amigos (20,3%), conforme aponta a Tabela 3.

Tabela 3 – Relato de interferência em atividades específicas por crianças e adolescentes com rinite alérgica (n = 74) acompanhadas em serviço especializado

Atividade	N (%)
Brincar com animais	49 (66,2)
Praticar esportes	31 (41,9)
Atividades externas (ciclismo/caminhada)	21 (28,4)
Se sair bem no trabalho ou escola	19 (25,6)
Atividades sociais (sair com os amigos)	15 (20,3)

Fonte: Corti *et al.* (2010, p. 231).

A Tabela 3 revela como essa doença interfere nas atividades rotineiras e nas características das pessoas. Da mesma forma, permite-nos concluir que, quanto mais grave e mais duradoura, maior é o impacto sobre a qualidade de vida. Isso reforça ainda mais a necessidade de conhecermos a doença e tratá-la corretamente.

Como já mencionamos, a construção do aprendizado é planejada com diversas atividades de cunho diferenciado, buscando sempre garantir que o aluno tenha várias opções de efetivar o ato de aprender. As brincadeiras estão entre essas atividades, pois brincar, quando faz parte do planejamento, contribui para a construção do aprendizado de forma lúdica, agradável, diferente e atraente, potencializando, assim, a efetivação do processo.

Ao se referir ao ato de brincar, Borba (2006, p. 33) argumenta:

> A experiência do brincar cruza diferentes tempos e lugares, passados, presentes e futuros, sendo marcada ao mesmo tempo pela continuidade e pela mudança. A criança, pelo

> fato de se situar em um contexto histórico e social, ou seja, em um ambiente estruturado a partir de valores, significados, atividades e artefatos construídos e partilhados pelos sujeitos que ali vivem, incorpora a experiência social e cultural do brincar por meio das relações que estabelece com os outros – adultos e crianças. Mas essa experiência não é simplesmente reproduzida, e sim recriada a partir do que a criança traz de novo, com o seu poder de imaginar, criar, reinventar e produzir cultura.

Desenvolver a imaginação, a criatividade, o cooperativismo, o planejamento, o trabalho em equipe e o raciocínio lógico são, portanto, características atribuídas ao brincar. A criança, quando brinca, usa o corpo, a mente e os movimentos com o propósito de evoluir suas habilidades e construir suas próprias concepções, como assevera Borba (2006, p. 35):

> Ao observarmos as crianças e os adolescentes de nossas escolas brincando, podemos conhecê-los melhor, ultrapassando os muros da escola, pois uma parte de seus mundos e experiências revela-se nas ações e significados que constroem nas suas brincadeiras. Isso porque o processo do brincar referencia-se naquilo que os sujeitos conhecem e vivenciam. Com base em suas experiências, os sujeitos reelaboram e reinterpretam situações de sua vida cotidiana e as referências de seus contextos socioculturais, combinando e criando outras realidades. Quando as crianças pequenas brincam de ser "outros" (pai, mãe, médico, monstro, fada, bruxa, ladrão, bêbado, polícia, etc.), refletem sobre suas relações com esses outros e tomam consciência de si e do mundo, estabelecendo outras lógicas e fronteiras de significação da vida. O brincar envolve, portanto, complexos processos de articulação entre o já dado e o novo, entre a experiência, a memória e a imaginação, entre a realidade e a fantasia (grifo do autor).

Ao brincar, a criança pode demonstrar algumas características que, dentro da sala de aula, talvez não apareçam. Numa brincadeira escolar ou extracurricular, ela é capaz de revelar quem ela é e como vive, estabelecendo relação de sua vivência com aquilo que está construindo. À vista disso, a brincadeira traz consigo o exercício da empatia, do respeito mútuo, da valorização do papel do colega para que a atividade aconteça e da percepção de que é preciso conhecer, trocar ideias, ouvir, falar e observar para que a atividade se efetive.

Como já discorremos nesta obra, os sintomas da rinite afetam vários aspectos do acometido, tanto no que diz respeito aos sintomas físicos (visão, audição, olfato, cansaço, dor) quanto aos intelectuais (concentração, atenção) e aos emocionais (irritação, desânimo, vergonha). Essa relação entre os sintomas físicos e emocionais da rinite é muito estreita, uma vez que interfere na qualidade de vida e de aprendizado, podendo ser percebida tanto nos sintomas mais evidentes quanto nos mais sutis.

> Em um estudo com 1.948 indivíduos que completaram o RQLQ (Rhinoconjunctivitis Quality of Life Questionnaire), os três parâmetros que mais caracterizaram a influência da RA na perspectiva social desses indivíduos foram os seguintes: embaraço (70%), frustração (72%) e problemas práticos (98%), incluindo a inconveniência de carregar lenços, a necessidade de esfregar o nariz ou os olhos e de assoar o nariz repetidamente (CAMELO-NUNES; SOLÉ, 2010, p. 127).

Sob essa ótica, compreendemos melhor como e por que a rinite afeta as atividades escolares, pois altera o bem-estar físico e mental do aluno. Acreditamos, então, que a rinite, através de suas implicações físicas, acaba atrapalhando a percepção das coisas, ocasionando, além da repercussão orgânica, um incômodo efeito psicológico, como esclarecem Goldschmidt *et al.* (2008, n.p.):

> As sensações é que nos dão as qualidades, as impressões dos objetos e consequentemente os significados e valores atribuídos por nós. Para termos as sensações, necessitamos dos sentidos: visão, olfato, paladar, audição e tato. Eles permitem-nos formar ideias, imagens e compreender o mundo que nos rodeia. Dessa forma, a percepção apresenta-se como um processo ativo da mente juntamente com os sentidos, ou seja, há uma contribuição da inteligência no processo perceptivo, que é motivada pelos valores éticos, morais, culturais, julgamento, experiências e expectativas daqueles que o percebem.

Essa percepção física e emocional dos fatos cotidianos é essencial para consolidação e propagação de ideias e conceitos, como também é importante para as mudanças culturais, cognitivas e psicossociais das pessoas e da sociedade.

Para a questão correspondente à realização de outras atividades (diferentes das habituais) quando apresentam sintomas da rinite, a imensa maioria dos sujeitos, isto é, 86 responderam "não"; 12 responderam "sim"; apenas 1 não respondeu. De acordo com as respostas, percebemos que a maioria altera as atividades físicas, fazendo exercícios mais leves ou não as realiza. Isso nos traz várias indagações que tentamos discutir aqui.

Gráfico 9 - Outras atividades.

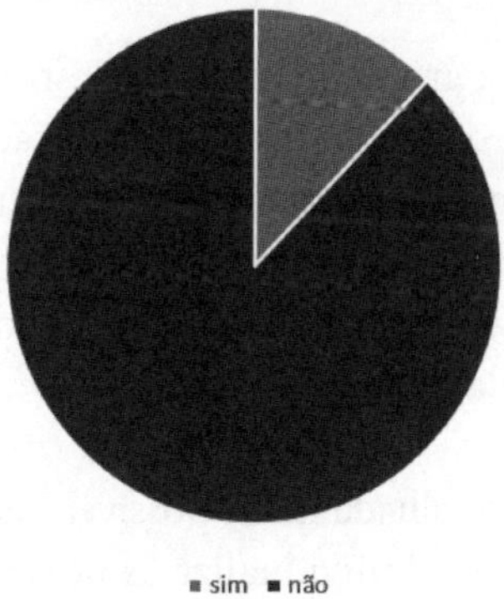

Fonte: Elaborado pelo autor.

Vimos até aqui que, teoricamente e pelos dados que coletamos em nosso instrumento de pesquisa (questionário), a rinite, quando apresenta seus sintomas, afeta as atividades escolares como um todo. Identificamos também que não há uma diferenciação de atividades para quem está acometido dessa doença. Apenas cerca de 12% dos sujeitos são direcionados (seja por eles, pelos pais, pela escola) a realizar outras atividades devido aos sintomas da rinite. O restante, em torno de 86%, mantém a mesma rotina, embora com algum grau de limitação e de dificuldade. Em nosso ponto de vista, a escola deveria ter ciência disso e discutir se o aprendizado nesse contexto está sendo adequado ou se precisa de adaptações, pois "Quando conhecemos melhor a criança e as suas dificuldades, temos condições de refletir sobre os aspectos que devem constituir essa formação, visando a uma postura pedagógica mais capacitada para enfrentar os desafios do processo de escolarização" (ROZEKA; SERRAB, 2015, p. 169).

Ponderamos aqui que, em alguns casos, os sintomas da rinite são leves, logo, não influenciam as atividades escolares. Também vale ressaltarmos que cada indivíduo sente de uma forma mais intensa ou menos intensa esses sintomas, com repercussões distintas. Reafirmamos com isso a necessidade de a escola e, de modo especial, os professores conhecerem, cada vez mais, seus alunos, em todos os seus aspectos, considerando suas fraquezas, suas qualidades e como cada um se manifesta nas dificuldades físicas, emocionais e intelectuais, conforme assinala Guenther (2006, n.p.):

> Conhecer a criança é uma das tarefas fundamentais do educador. Todo o planejamento educacional tem maior validade e, consequentemente, leva aos melhores resultados, na proporção direta em que é adequado às necessidades individuais, concretas, mediatas e imediatas, de cada criança em particular.

Sabermos o mais detalhadamente possível das características físicas e emocionais dos alunos individualiza as nossas decisões e favorece o crescimento tanto individual quanto coletivo do aprendizado, pois segundo Guenther (2006, n.p.), "[...] não há outra maneira de se orientar melhor o processo educacional do que o trabalho de olhos voltados para o seu agente e recipiente principal, o próprio educando".

Considerando que o sucesso do aluno é o principal objetivo do professor, seu planejamento deve se voltar ao educando, às suas dificuldades, aos seus obstáculos e à sua realidade. Por esse motivo, é tão importante ele conhecer os seus educandos, assim como os espaços em que eles estão inseridos é de fundamental importância para organização e planejamento das aulas.

Em meio a essa reflexão, deparamo-nos com uma realidade na qual os professores sentem dificuldades para conhecer os alunos, suas vivências e dificuldades, bem como suas histórias e experiências. Isso se dá porque a carga horária elevada, as múltiplas tarefas e o planejamento de aula para uma turma com vários alunos tornam a tarefa de conhecer a realidade de cada um impossível. Assim, o desejo de o professor observar cada aluno de perto se transforma apenas em um sonho.

Aos participantes que afirmaram ter rinite, também lhes foi perguntado se conseguem aprender quando estão com os sintomas. A resposta "sempre", aplicada ao ato de aprender, foi apresentada por 30 participantes, enquanto "na maioria das vezes" contou com 44 respostas. Ressaltamos que as principais dificuldades citadas nesse subgrupo são decorrentes dos sintomas nasais e oculares que atrapalham as atividades, principalmente a concentração.

Parece-nos mais clara ainda a influência negativa que os sintomas da rinite têm sobre a percepção das coisas do ambiente e sobre o fato de os alunos conseguirem ver o que acontece ao seu redor, como acentuam Goldschmidt *et al.* (2008, n.p.):

> O aparelho sensorial externo, vista, audição, tacto, olfato e gosto, apesar de essencialmente físico, é funcionalmente cognitivo, como a "porta do mundo" apontada no princípio Aristotélico — "nada está na mente que não tenha entrado pela porta dos sentidos". Por isso, uma verificação

> do funcionamento sensorial pode ser parte, tanto do estudo do desenvolvimento físico, como do cognitivo e mental (grifo dos autores).

A resposta "na minoria das vezes" foi expressa por 17 estudantes, sendo a dificuldade de concentração a mais citada. Eles aproveitaram a oportunidade para se queixar dos sintomas nasais e oculares, os quais se apresentam como fator de empecilho para o aprendizado. Somente 8 alunos responderam que "não conseguem aprender" quando apresentam os sintomas da rinite, sendo a dificuldade de concentração a causa principal.

Destacamos que 69 (70%) dos entrevistados com rinite afirmam que, pelo menos em algum momento, não conseguem aprender quando estão acometidos pela doença, sendo que as respostas "na minoria das vezes" e "não conseguem aprender" atingiram 25% do total de participantes. Assim sendo, um em cada quatro estudantes afirmam ter prejuízo significativo no ato de aprender quando estão com os sintomas.

Gráfico 10 - Aprendizagem.

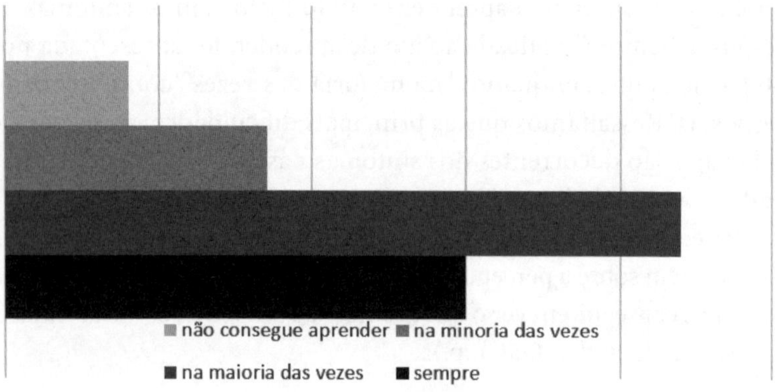

Fonte: Elaborado pelo autor.

Além de tudo que já foi exposto com referência aos sintomas da rinite que afetam o dia a dia dos acometidos, não podemos deixar de considerar que o próprio tratamento pode alterar a rotina destes. Estamos falando do uso dos anti-histamínicos, que ajudam na diminuição dos sintomas, pois minimizam principalmente a coriza, os pruridos nasal e ocular e a obstrução nasal. No entanto, os de primeira geração provocam sonolência excessiva e podem comprometer as tarefas diárias de quem os usa. Conforme esclarecem Neto *et al.* (2016), pacientes com rinopatia alérgica podem apresentar déficit cognitivo relacionado ao clássico uso dos anti-histamínicos que, ao atravessarem a barreira hematoencefálica, aumentam a sonolência.

No cotidiano, a escola, os professores e os pais estão envolvidos diretamente com o aluno. Quando essa relação é cercada por uma crise de rinite, a ideia é a de que todos sejam sabedores de que os educandos acometidos pela doença devem receber, de forma adequada, o que o docente planejou. Para tanto, o contato, o diálogo, o estudo e a explanação da vida de cada aluno podem constituir uma forma enriquecedora de conhecer cada individualidade. Essa atitude de buscar entender cada aluno não significa simplesmente uma facilidade ao processo, mas possui um significado grandioso, capaz de promover a construção do aprendizado. No que tange a esse aspecto, Corsino (2006, p. 58) afirma:

> Na busca desse foco, pensamos que um ponto de partida seria conhecer as crianças, saber quais são os seus interesses e preferências, suas formas de aprender, suas facilidades e dificuldades, como é seu grupo familiar e social, sua vida dentro e fora da escola. Conhecer, por sua vez, implica sensibilidade, conhecimentos e disponibilidade para observar, indagar, devolver respostas para articular o que as crianças sabem com os objetivos das diferentes áreas do currículo. Implica, também, uma organização pedagógica flexível, aberta ao novo e ao imprevisível; pois não há como ouvir as crianças e considerar as suas falas, interesses e produções sem alterar a ordem inicial do trabalho, sem torná-lo uma via de mão dupla onde as trocas mútuas sejam capazes de promover ampliações, provocar os *saltos* dos conhecimentos (grifo do autor).

Em síntese, cabe ao corpo escolar olhar para esses dados de forma atenta e preocupada, procurando entender que há possibilidade de o aluno que apresenta os sintomas de rinite não aprender de forma adequada o conteúdo dado, ou então, não desempenhar favoravelmente uma atividade que a ele é delegada. Esse discernimento traz vantagens na busca de um aprendizado que respeita individualidades e que proporciona alternativas diferentes das tradicionais para ensinar.

Sermos compreendidos em momentos de debilidade é uma garantia de sermos cuidados e assistidos. Nesse seguimento, diante da pergunta se os alunos sentem-se compreendidos pelos outros quando estão com os sintomas de rinite, apenas 8 mencionaram não serem compreendidos, e essa a incompreensão vem dos colegas e professores. Os que são compreendidos “na minoria das vezes” somaram 9 e, destes, somente um comentou que a incompreensão vem dos colegas e professoras durante a fala e a leitura. A resposta “na maioria das vezes” foi indicada por 41 estudantes, com apenas 2 comentários, sendo um referindo que os colegas riem dele por estar toda a hora com os panos no nariz, e o outro porque reclamam de seu cansaço. O Gráfico 11 destaca esses dados.

Gráfico 11 - Em relação à compreensão.

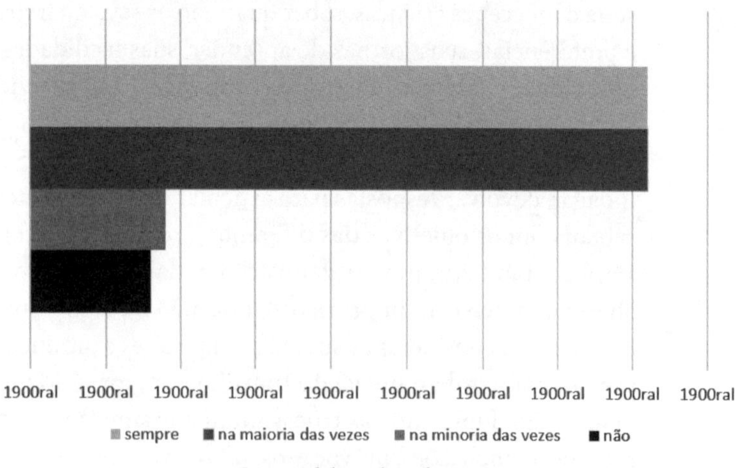

Fonte: Elaborado pelo autor.

De acordo com o Gráfico 11, verificamos que 41 sujeitos afirmaram que sempre são compreendidos quando apresentam os sintomas de rinite. Isso quer dizer que 58% dos que têm sintomas não se sentem totalmente acolhidos na escola, o que diminui a autoestima e a confiança, além de deixá-los envergonhados e, de certo modo, rejeitados pelas outras pessoas. Esse sentimento por parte do estudante transforma-se em uma barreira para o aprendizado. Em outras palavras, "Atualmente, não restam mais dúvidas de que os componentes afetivo-emocionais devem ser vistos como fatores em constante relação com as capacidades cognitivas, podendo estes estimular ou inibir o processo de aprendizagem dos alunos" (ROZEKA; SERRAB, 2015, p. 172).

Em se tratando de ensino e aprendizagem, a afetividade é um instrumento elementar, haja vista que compreender o que o professor tenta demonstrar é uma ação que exige atenção e dedicação de ambos os envolvidos: professor e aluno. Portanto, essa relação precisa ser agradável e afetiva.

> Wallon dedicou grande parte de sua vida ao estudo das emoções e da afetividade. Identificou as primeiras manifestações afetivas do ser humano, suas características e a grande complexidade que sofrem no decorrer do desenvolvimento, assim como suas múltiplas relações com outras atividades psíquicas. Afirma que a afetividade desempenha um papel fundamental na constituição e funcionamento da inteligência, determinando os interesses e necessidades individuais (TASSONI, s/d, p. 4).

Quando, em uma aula, o professor se depara com um aluno cansado, com crise de rinite e cuja noite foi mal dormida, precisa dar-lhe assistência e compreender que está em busca, talvez de forma parcial, de aprender. Essa reciprocidade afetiva deve se fazer presente para que se efetive o crescimento das pessoas, desde o nascimento até sua morte, como salienta Tassoni (s/d, p. 3):

A relação que caracteriza o ensinar e o aprender transcorre a partir de vínculos entre as pessoas e inicia-se no âmbito familiar. A base desta relação vincular é afetiva, pois é através de uma forma de comunicação emocional que o bebê mobiliza o adulto, garantindo assim os cuidados que necessita. Portanto, é o vínculo afetivo estabelecido entre o adulto e a criança que sustenta a etapa inicial do processo de aprendizagem. Seu status é fundamental nos primeiros meses de vida, determinando a sobrevivência.

Quando garantimos uma relação agradável entre todos os envolvidos do processo de ensino e aprendizagem, o objetivo almejado torna-se acessível e facilita a obtenção de sucesso da criança, conforme acrescenta Tassoni (s/d, p. 3):

> Toda aprendizagem está impregnada de afetividade, já que ocorre a partir das interações sociais, num processo vincular. Pensando, especificamente, na aprendizagem escolar, a trama que se tece entre alunos, professores, conteúdo escolar, livros, escrita, etc. não acontece puramente no campo cognitivo. Existe uma base afetiva permeando essas relações.

Ao contribuir com a análise feita, Nascimento (2006, p. 29) lança os seguintes questionamentos:

> Será que a busca por essas respostas pode fazer com que tornemos a sala de aula um espaço mais dinâmico? Ou ainda, será que uma pesquisa sobre a realidade sócio-cultural das crianças nesses diferentes contextos poderia abrir espaço para um projeto que buscasse esse diálogo?

Relevante considerarmos também que o contexto escolar pode se tornar um habitat inapropriado para o aprendizado. Isso porque, além dos sintomas físicos da doença e dos efeitos psicológicos de se sentir doente, reparamos nesses questionamentos o efeito emocional negativo provocado pelos atores escolares, decorrente da falta de compreensão destes com os estudantes com rinite. Oportuno destacarmos que, apesar de as emoções carregarem forte influência no aprendizado, se os alunos manifestarem ansiedade, depressão, raiva ou descontentamento, não são capazes de assimilar informações com clareza e eficiência (NASCIMENTO, 2006).

Nesse contexto, uma vez mais, percebemos a importância de o professor conhecer seu aluno, distinguir comportamentos e identificar crises. Nessa lógica, o diálogo constante com os pais caracteriza-se como uma forma eficaz de facilitar essa assessoria, pois torna possível ao professor conhecer o assunto, interpretar sintomas e ouvir os alunos para entender o que os preocupa.

> Faz-se necessário definir caminhos pedagógicos nos tempos e espaços da escola e da sala de aula que favoreçam o encontro da cultura infantil, valorizando as trocas entre todos os que ali estão, em que crianças possam recriar as relações da sociedade na qual estão inseridas, possam expressar suas emoções e formas de ver e de significar o mundo, espaços e tempos que favoreçam a construção da autonomia. Esse é um momento propício para tratar dos aspectos que envolvem a escola e do conhecimento que nela será produzido, tanto pelas crianças, a partir do seu olhar curioso sobre a realidade que a cerca, quanto pela mediação do adulto (NASCIMENTO, 2006, p. 30).

Nesta obra, torna-se pertinente reforçarmos a ideia de que a escola, a família, o aluno e o professor precisam manter uma relação de cuidado, ética, diálogo, sinceridade e transparência para, assim, promoverem a garantia do aprendizado daquele que é o maior objetivo: o educando que, mesmo inconscientemente, quer conhecer o novo, quer aprender.

Nosso interesse na pesquisa se voltou também para o fato de o sujeito acreditar que, por apresentar a doença, seu desempenho escolar durante o ano é prejudicado. Em suas respostas, 27% deles responderam explicitamente "sim", como podemos conferir no Gráfico 12. Para os alunos, os principais responsáveis desse prejuízo são a perda da atenção e da concentração, a ausência às aulas e a dificuldade de fazer as atividades físicas e as da sala de aula. Os sintomas emocionais, por exemplo, irritação, desânimo, nervosismo, incômodos, dentre outros, ganham destaque nesse contexto.

Em contrapartida, 68% responderam explicitamente "não". Ou seja, não se sentem prejudicados, durante o ano, pelos sintomas da rinite. Do total de participantes, 2 não responderam e 2 não responderam com clareza, porém compreendemos que um deles representava "sim", e o outro "não", totalizando 69 respostas afirmativas e 28 negativas (Gráfico 12). Assim sendo, um pouco mais de ¼ dos alunos que possuem rinite sentem o prejuízo em seu aprendizado. Esse número é considerável, pois o crescimento intelectual e social precisa do aprendizado e este deve ser contínuo e eficiente, porém quando apresenta limitações e empecilhos, toda a sociedade sai perdendo.

Gráfico 12 - Desempenho escolar.

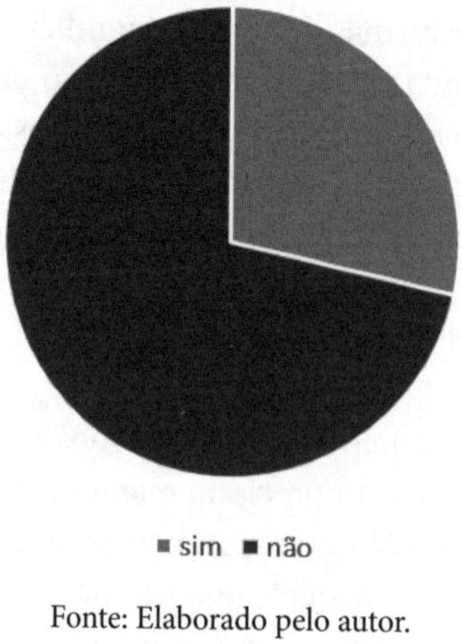

Fonte: Elaborado pelo autor.

Embora estejamos analisando somente a opinião dos sujeitos participantes de nossa pesquisa, percebemos que não apenas a sociedade escolar ou a médica, mas toda a sociedade deve estar ciente de que, quando o ator principal do processo, isto é, o aluno, apresentar os sintomas da doença, em sua ótica, considera que não aprendeu o que poderia ter aprendido devido ao mal-estar provocado pela rinite.

No mesmo trabalho já referenciado, publicado na Revista Brasileira de Alergia e Imunopatologia (2010, p. 229-234), quando analisados os alunos matriculados em escola, reunindo um total de 97,3% com rinite, destes, 56,9% faltaram pelo menos um dia devido à doença e 39,2% relataram que os sintomas interferiram nas atividades propostas, sendo que para 31,1% deles foi de modo muito ou moderadamente intenso. Questionados sobre o quanto os sintomas, durante o pior período de um mês, afetaram a vida diária, 24,3% afirmaram terem sido afetados muito e 22,9% disseram terem sido afetados de forma moderada, conforme dados apontados na Tabela 4. Nesse mesmo estudo, percebemos a implicância que o sono tem, pois "[...] ficaram extremamente perturbados com a falta de uma boa noite de sono (32,4%); por acordarem durante a noite (28,5%); e por terem dificuldade para adormecer (20,3%)".

Tabela 4 – Crianças e adolescentes (n = 74) segundo o grau de interferência dos sintomas da rinite alérgica sobre sua vida diária durante o pior período de um mês.

Interferência na qualidade de vida	N (%)
Muito	18 (24,3)
Moderadamente	17 (22,9)
Nada	21 (28,3)

Fonte: Corti *et al.* (2010, p. 232).

De modo geral, a literatura da área nos mostra que a memória e o aprendizado são componentes funcionais que podem ser prejudicadas em pacientes com rinite alérgica, ocasionando um impacto crucial sobre o desempenho intelectual. "De fato, pacientes com RA cujos sintomas não estão adequadamente controlados podem ter problemas de aprendizado, quer por interferência direta dos sintomas, quer pela inadequação do sono noturno, resultando em fadiga diurna" (CAMELO-NUNES; SOLÉ, 2010, p. 127). Podemos reforçar essa afirmação, pois, ao analisarmos as pessoas que tratam a rinite corretamente, notamos uma melhora nos sintomas já referidos, com uma repercussão positiva no dia a dia destas.

> Em um estudo aberto, simples-cego, realizado durante seis meses com 113 crianças com RA perene e 33 crianças com rinite não alérgica, demonstrou-se uma redução da interferência exercida pela coriza sobre a frequência escolar, a concentração nos trabalhos escolares e o sono entre os pacientes tratados com beclometasona ou brometo de ipratrópio (CAMELO-NUNES; SOLÉ, 2010, p. 127).

De igual modo, não podemos deixar de frisar que os efeitos da rinite na vida dos acometidos são também evidentes nas atividades fora da escola e repercutem efeitos negativos nas atividades cotidianas, sejam elas realizadas no trabalho ou no lazer, sejam elas destacadas ou discretas.

> A RA afeta a vida domiciliar de muitos pacientes. As crianças com RA podem vivenciar sensações de completo isolamento, mesmo dentro de suas famílias, já que muitas vezes a presença de alérgenos impede que participem das atividades familiares, como piqueniques, brincadeiras com os animais de estimação e ida a acampamentos (CAMELO-NUNES; SOLÉ. 2010, p. 127).

Embora seja difícil apontarmos de modo direto, parece-nos claro que os sintomas da rinite comprometem a qualidade de vida dos pacientes.

> Esses sintomas podem determinar comprometimento da qualidade de vida, pois podem levar à fadiga, dificuldade de

> atenção e aprendizagem, cefaleia e algumas vezes, a distúrbios sistêmicos como a apneia do sono [...] Aproximadamente 40% dos pacientes referiram interferência sobre o trabalho/escola de modo muito ou moderadamente intenso pela rinite alérgica não controlada (CORTI *et al.*, 2010, p. 233).

Admitir que o aluno se sente prejudicado no aprendizado é algo que não podemos mais aceitar. Por isso, medidas devem ser tomadas. O aluno juntamente com os pais e com a escola precisam encontrar alternativas para prevenir e suprir problemas que possam ter sido gerados em momentos de crise.

Considerando que os pais e familiares têm papel fundamental nesse contexto, incluímos, em nosso instrumento de pesquisa, uma pergunta sobre os momentos de crise de seus filhos, seus comportamentos, sintomas e reações, procurando saber se eles os orientam a não fazer algumas atividades quando apresentam os sintomas. Verificamos que 37 (37%) não orientam seus filhos a realizarem outras atividades na escola, diferentes das habituais. Isso pode ocorrer porque eles desconhecem que os sintomas da rinite podem atrapalhar as atividades escolares ou que os sintomas são tão leves que não causam qualquer dano ao estudante. Já 24 deles (24%) responderam "na maioria das vezes" e orientam principalmente seus filhos a não realizarem atividades físicas e evitarem irritantes da via respiratória, a exemplo de frio, poeira, sol, vento, despir-se, dentre outros. A resposta "na minoria das vezes" foi apontada por 12 pais (12%), sendo as orientações semelhantes às anteriores, como evitar atividades físicas e irritantes pulmonares.

O restante dos pais, 26 (26 %) relatam que "sempre" orientam seus filhos, quando estão com os sintomas, a realizarem outras atividades na escola, diferentes das habituais. Essas orientações se parecem com as dos outros subgrupos, como evitar atividades físicas (principalmente correr) e irritantes da via aérea (poeira, vento, giz, frio, troca de temperatura, flores, árvores), conforme identificamos no Gráfico 13.

Gráfico 13 - Orientação.

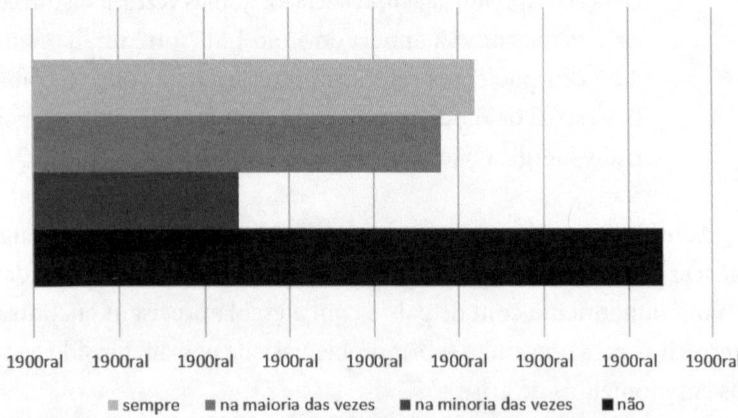

Fonte: Elaborado pelo autor.

Em conformidade com os dados explicitados, notamos que 63% dos pais já perceberam que a rinite altera o estado habitual da criança. Por isso, ela deve realizar outras atividades que não piorem a doença e não exacerbem os seus sintomas. Para que isso se efetive, é necessário que o corpo escolar, especialmente os professores, procurem conhecer esse processo e seus alunos, no intuito de alterarem ou adequarem as atividades ao estado físico e/ou mental deles.

Da mesma forma, a orientação só acontece por parte dos pais quando estes tiverem conhecimento dos reais sintomas, bem como dos métodos preventivos e curativos. Orientar é, portanto, uma maneira de minimizar os sintomas e deixar a criança menos exposta aos prejuízos das crises de rinite. Contudo, para orientar sobre a doença, é preciso conhecê-la detalhadamente.

> O diagnóstico da rinite na criança se faz a partir da história clínica, com reforço dos antecedentes familiares e da descrição obrigatória e imprescindível dos ambientes onde a criança dorme ou passa o dia. É importante valorizar os sintomas da rinite visando impedir toda a gama de complicações a ela ligada (MIYAKE-MENON; BALBANI; MENON, 2006, p. 69).

Aos pais, como responsáveis legais, cabe decidir a ida ou não do filho à escola. Ao responderem à pergunta se eles mandam seus filhos à escola mesmo quando estão com os sintomas, 41 deles (41%) responderam "na maioria das vezes". Na oportunidade, muitos justificaram suas respostas, afirmando que os sintomas não são tão graves ou que limitam a ida à aula. Alguns comentaram que usam as medicações e mandam para a escola, enquanto na visão de outros pais a criança sabe conviver com os sintomas e por isso vai à escola.

A resposta "na minoria das vezes" foi apontada por 11 pais (11%). O que chama nossa atenção nesse subgrupo é que, quando percebem que a crise é mais acentuada, eles deixam seus filhos em casa. Os pais ou responsáveis que "sempre" mandam os filhos à escola somam 42 (42%). Todos esses dados compõem o Gráfico 14. Percebemos, então, que a preocupação dos pais é para que os filhos não percam o conteúdo. Por essa razão, não mandam à escola somente quando os sintomas são, na opinião deles, mais graves. Somente 4 pais responderam "não", com 3 relatos descritos, a saber: "Porque é incômodo, geralmente o (nome do sujeito) fica uns 2 dias em casa" (informante 1); "A crise é muito forte, por isso não mandamos à escola" (informante 2); "Porque fico também apreensiva" (informante 3).

Gráfico 14 - Vão à escola.

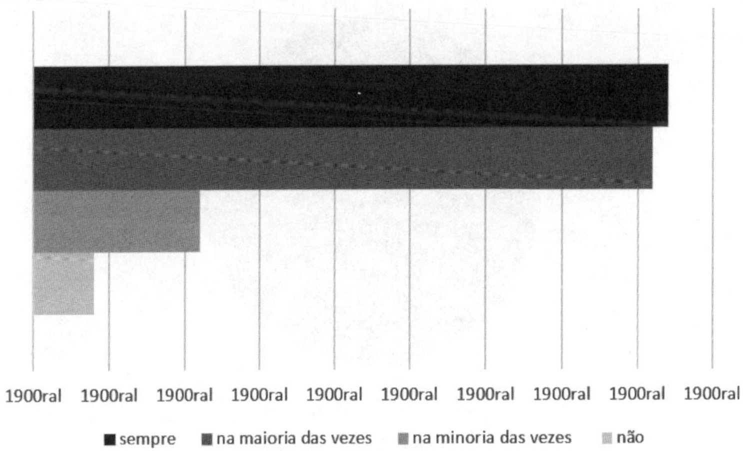

Fonte: Elaborado pelo autor.

De acordo com o Gráfico 14, há uma preocupação dos pais ou responsáveis com os sintomas e com a severidade destes. O discernimento que fazem é que, quando em atividade, a doença atrapalha a vida escolar e traz algum risco de morbidade aos filhos. Não obstante, 42% costumam mandar os estudantes à escola mesmo na vigência dos sintomas da rinite, o que significa para nós que os pais ou responsáveis acham que tais sintomas não são importantes a ponto de trazer algum risco à saúde ou para o aprendizado. De igual modo, concluímos que 58% não são levados à escola quando estão com sintomas, porque seus responsáveis acreditam que aquele momento pode trazer risco à saúde física e psicológica da criança, além dos efeitos negativos no aprendizado. Podemos também dizer que os pais ou responsáveis sentem que o corpo escolar não está preparado para ensinar durante essa afecção e nem saber como lidar com a piora das queixas durante o período em que o estudante está na escola.

Tendo em vista que os pais são os principais conhecedores de seus filhos, perguntamos também se, na opinião deles, o desempenho escolar é alterado nos dias dos sintomas. 19 deles responderam "não"; 74 "sim"; 5 não explicitaram sua opinião, como os dados apontados no Gráfico 15.

Gráfico 15 - Desempenho escolar.

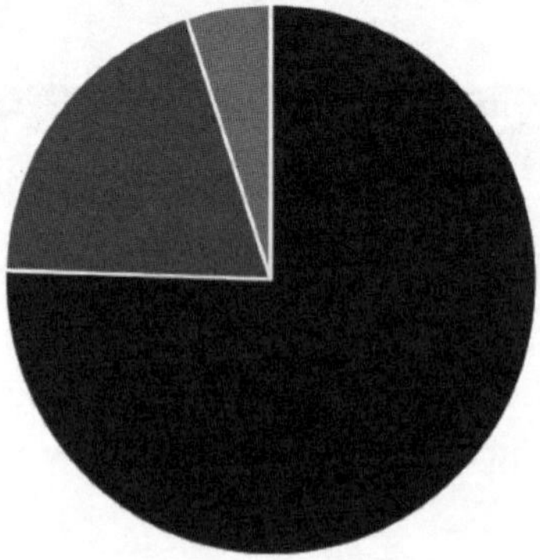

Fonte: Elaborado pelo autor.

Os pais que responderam "não" praticamente não teceram comentários. Já os que responderam "sim", apresentaram algumas justificativas para a redução do desempenho escolar, mostradas no Gráfico 16. Ou seja, os sintomas da rinite afetam a concentração (19); afetam a atenção (5); afetam a atividade física (26). Em relação ao comprometimento do desempenho em atividades desenvolvidas em sala de aula, 21 pais manifestaram sua frequência.

Gráfico 16 - Justificativas.

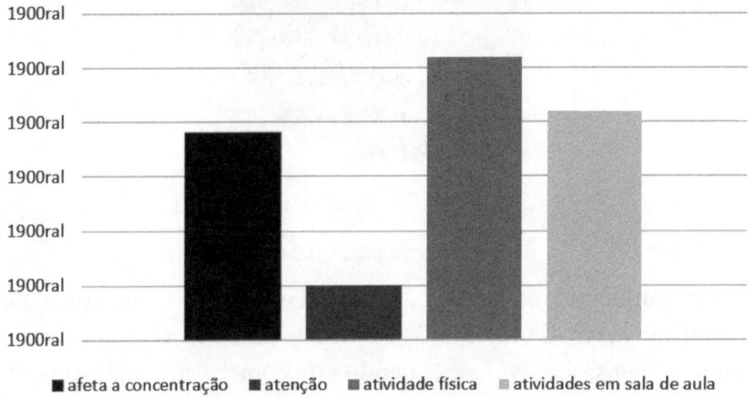

Fonte: Elaborado pelo autor.

A limitação provocada pelos sintomas da rinite também foi importante (53 relatos), com destaque às queixas nasais, oculares, falta de ar, dor de cabeça e sonolência. Do mesmo modo, chama a nossa atenção o considerável número de relatos correspondentes aos efeitos emocionais da rinite, como piora do humor, nervosismo, irritação, desânimo, entre outros. De acordo com esses dados, vimos que 75% dos pais ou responsáveis acreditam que os sintomas da rinite prejudicam o desempenho escolar, com destaque aos efeitos negativos na concentração e na atenção em sala de aula, bem como ao prejuízo nas atividades físicas.

Em relação ao desempenho global dos estudantes, 55 (55%) dos pais ou responsáveis responderam explicitamente que os sintomas da rinite "não" afetam o desempenho, enquanto 29 (29%) responderam "sim". Quanto aos questionários sem resposta explícita, interpretamos que 12 responderam "sim", 1 "não" e 2 sem definição, conforme Gráfico 17.

Gráfico 17 - Desempenho.

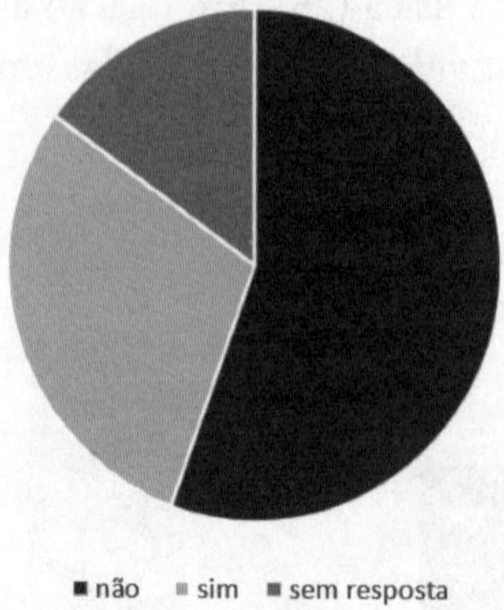

Fonte: Elaborado pelo autor.

Em conformidade com os dados do Gráfico 17, verificamos que as justificativas mais presentes às respostas "não" são as de que o estudante compensa as atividades quando está bem; os sintomas somente dificultam, mas não atrapalham; os sintomas não são frequentes. Já para os pais ou responsáveis que acham que a doença, quando em atividade, prejudica o desempenho global da criança na escola, destacam-se como motivos principais: a perda do conteúdo; a dificuldade de realizar as tarefas e de se concentrar; o atraso nas atividades; a falta às aulas. Outrossim, os sintomas emocionais são citados como limitantes importantes.

A impressão dos pais ou responsáveis é a de que, para cada dez estudantes com sintomas de rinite, quatro têm seu desempenho escolar prejudicado globalmente durante o ano. Em nosso ponto de vista, esse número é elevado, uma vez que os alunos são limitados por uma doença que pode ser facilmente diagnosticada, tratada e, principalmente, conhecida e valorizada.

CONCLUSÃO

Quando desenhamos um projeto de pesquisa em torno da problemática: Qual a influência da rinite no aprendizado e no desempenho escolar de estudantes do ensino básico de Frederico Westphalen, RS, na visão do próprio discente e de seus pais? já elencamos algumas questões que nortearam esta obra.

A rinite é uma irritação, uma inflamação crônica ou aguda da mucosa que reveste internamente o nariz e atinge todas as idades, inclusive crianças e adolescentes em idade escolar. Doença multifatorial, além de se relacionar a outras doenças, ela apresenta várias manifestações clínicas, tanto locais quanto sistêmicas, com vários graus de intensidade e com efeitos físicos e emocionais de várias magnitudes. Apesar de ser considerada por muitos profissionais como uma doença trivial e passageira, e quando diagnosticada, com tratamento relutante e irregular, é uma doença que potencialmente altera, de forma negativa, o dia a dia das pessoas acometidas.

Tendo em vista que o aprendizado acontece de diversas formas, o aluno deve estar em plenas condições físicas e psicológicas para que o processo de ensino e aprendizagem proporcione sucesso a todos os envolvidos. Nesse sentido, para um adequado desempenho nas atividades realizadas no dia a dia, seja na escola, no trabalho, na família ou em qualquer outro ambiente, é imprescindível corpo e mente saudáveis, tanto para desempenhar funções conhecidas quanto para aprender novas tarefas e adequá-las às já retidas. Compreendemos, desse modo, que a conexão entre corpo, cérebro e ambiente deve ser maximizada e facilitada, o que culmina numa maior agilidade e competência das atividades propostas.

No decorrer da pesquisa que deu origem a esta obra, percebemos que crianças com crises de rinite alérgica apresentam vários sintomas de dor, inquietação, irritação, cansaço, espirros, coriza, falta de ar, entre outros, os quais provocam uma certa dificuldade para os alunos efetuarem o aprendizado. Evidenciamos, portanto, tanto em nossa pesquisa quanto na literatura revisada, que a rinite, com todas as suas características e peculiaridades, afeta o nosso corpo físico e psicológico, prejudicando suas conexões e dificultando nossos afazeres.

Os resultados explicitados neste livro deixam claro que a rinite, quando sintomática, influencia de forma prejudicial o desempenho escolar dos acometidos. Prova disso são os comentários dos sujeitos da pesquisa que apontam alterações físicas, cognitivas e emocionais mediante os sintomas da doença que afeta principalmente a percepção das coisas, além de alterar os sentidos e comprometer a atenção e a concentração nos estudos. Por conseguinte, devido à diminuição das capacidades física, cerebral e corporal, dificulta a interpretação dos fatos, sua assimilação e o desempenho nas atividades. Além de tudo isso, quando acometido pela doença, o estudante enfraquece sua autoestima e motivação por sentir-se inferior no contexto escolar, dificultando ainda mais seu desempenho, sua capacidade de aprendizado e sua produtividade.

Apesar de o conceito de qualidade de vida ser muito particular e manifestado sob variadas percepções, que também mudam com o passar do tempo, fica evidente que, por afetar o bem-estar físico e emocional, a rinite interfere negativamente na qualidade de vida das pessoas. Por isso, temos certeza de que ela atrapalha, dos mais variados jeitos e graus, o desempenho das pessoas afetadas, independentemente da idade, mas de forma peculiar, as crianças e adolescentes em idade escolar.

Ao longo das páginas desta obra, enfatizamos que aprender/ensinar configura um processo construído de maneira única por cada indivíduo envolvido. Cada pessoa possui seus próprios métodos de efetivar sua aprendizagem. Sob essa lógica, inferimos que, quando o discente está exposto a uma crise de rinite, suas habilidades de concentração e atenção são prejudicadas.

Nessa direção, o professor, agente participador do processo de aprendizagem, assume o papel fundamental de proporcionar a construção de conhecimento, o que exige muito dele. Assim sendo, aulas planejadas com o olhar voltado para a realidade de seus alunos constitui um instrumento facilitador para o professor. Logo, conhecer sua turma, observar seus alunos e identificar aspectos diferentes são, de igual modo, estratégias de grande valia para quem tem o dever de estimular tanto a aprendizagem quanto a construção do conhecimento.

Diante dos aspectos apresentados, identificamos a ligação entre rinite, aprendizado e desempenho escolar. Assim sendo, aprender com dor de cabeça, irritação, tosse, ou seja, com crise de rinite, pode influenciar, de maneira significativa, o desempenho escolar de uma criança. À vista disso, características da crise de rinite devem ser observadas com cuidado, como também os professores devem ser informados a respeito dos sintomas apresentados pelos seus alunos nas dependências de suas casas para que, assim, a aula possa ser planejada de uma forma que não prive o aluno doente da construção de seu aprendizado. Por conseguinte, algumas atividades devem ser evitadas e outras intensificadas, priorizando sempre o aprendizado do aluno, sem privá-lo das oportunidades de construir conhecimento.

Importante ressaltarmos que, apesar de defendermos a ideia de que, no processo de aprendizagem, algumas características individuais precisam ser vistas e consideradas, bem sabemos que o docente que conduz as atividades escolares nem sempre consegue conhecer todo seu alunado. Temos elementos suficientes para afirmar que a rinite torna seus acometidos pessoas com características diferentes das demais e essas características devem ser conhecidas, reconhecidas e respeitadas pela escola, em especial, pelo professor. Isso faz com que este planeje atividades escolares adequadas ao contexto, respeitando os limites e as qualidades de cada um e sem prejuízo ao aprendizado.

Nos últimos anos, temos acompanhado uma maior atenção por parte dos profissionais da saúde para essa doença, pois ela interfere em situações básicas da rotina, comprometendo, em diferentes níveis, a audição, a fala, o olfato, o paladar, o sono e a disposição física, além dos efeitos psicológicos por ela implicados. Isso tudo provoca algumas dificuldades nas atividades diárias; consequentemente diminui o desempenho social, profissional e escolar. Mesmo assim, ela ainda é subdiagnosticada e indevidamente tratada.

Todavia, esperamos que, cada vez mais, por parte dos profissionais da saúde, especialmente os médicos, seja reforçada a atenção aos efeitos globais que a rinite ocasiona, admitindo que ela deve ser devidamente tratada, pois seus efeitos transcendem os efeitos físicos e repercutem negativamente na cognição e na atividade emocional do acometido.

Essa preocupação também deve se estender aos pais, visto que, além de vivenciarem esse contexto da rinite e de suas repercussões, eles são também os responsáveis pelos filhos em todas as dimensões, inclusive na escola, na sala de aula e no aprendizado. Dessa forma, é imprescindível um olhar minucioso dos tutores em relação a seus descendentes, em todos os sentidos, inclusive no processo de ensino e aprendizagem.

De igual modo, o diálogo entre os pais e a escola, em especial, os professores, é essencial para garantir que o corpo escolar perceba e interfira a favor dos alunos que vivem momentos de crise e, mesmo assim, se fazem presentes, priorizando a busca do conhecimento.

Com certeza, após tudo que expomos nesta obra, podemos afirmar que a rinite, se maltratada, mal-entendida e mal manejada, configura um problema social que tem importantes repercussões no desempenho global dos acometidos, seja na família, no trabalho ou na escola. Por isso, é necessário que a sociedade como um todo, principalmente os profissionais diretamente envolvidos, prestem atenção nessa doença, tentando inibi-la e tratá-la corretamente quando diagnosticada.

À guisa de conclusão, podemos dizer que esta obra apresenta demonstrações de que isso já está acontecendo, pois os sujeitos — pais, responsáveis, estudantes — já perceberam que essa doença compromete a rotina. Além disso, notamos que é fundamental que a escola, principalmente os professores, conheçam bem essa comorbidade e suas implicações físicas, psicológicas e sociais, pois vimos claramente que, se não for bem conduzida, afeta os alunos na escola e fora dela. Logo, cabe à sociedade apresentar uma proposta de ensino diferenciada.

REFERÊNCIAS

ADDE, Fabíola Villac; MAUF JÚNIOR, Paulo Taufi; RODRIGUES, Joaquim Carlos; SCHVARTSMAN, Benita G. Soares; SILVA FILHO, Luiz Vicente Ribeiro Ferreira. Doenças respiratórias. 3. ed. São Paulo: Coleção Pediatria do Instituto da Criança HCFMUSP, 2019.

ALEXANDRE, Sueli de Fátima. Aprendizagem e suas implicações no processo educativo. Disponível em: http://www.slmb.ueg.br/iconeletras/artigos/volume6/aprendizagem-e-suas-implicacoes.pdf. Acesso em: 21 set. 2015.

ALVES, Everton Fernando. Programas e ações em qualidade de vida no trabalho. InterfacEHS: Revista de Saúde, Meio Ambiente e Sustentabilidade, v. 6, n. 1, p. 60-78, 2011.

ANTUNES, Hanna Karen; ANDERSEN, Monica L.; TUFIK, Sergio; MELLO, Marco Tulio de. Privação do sono e exercício físico. Rev Bras Med Esporte, v. 14, n. 1, p. 51-56, jan/fev, 2008.

BALBANI, Aracy P. S. Rinite e anti-histamínicos: impacto na cognição e psicomotricidade. Rev. Bras. de Alergia e Imunopatologia, v. 24, n. 3, p. 106-114, 2001.

BERTANI, Luiz Carlos. Alterações comportamentais na rinite alérgica. Disponível em: www.alergiarespiratoria.com.br. Acesso em: 25 set. 2015.

BICUDO, Maria Aparecida Viggiani. Fenomenologia: confrontos e avanços. São Paulo: Cortez, 2000.

BORTOLI, João P. Distinção entre memória procedural e declarativa. Disponível em: http://www.ic.unicamp.br/~wainer/cursos/906/trabalhos/M3.pdf. Acesso em: 4 out. 2015.

BRASIL. Ministério da Educação. Ensino fundamental de nove anos: orientações para a inclusão da criança de seis anos de idade. Ministério da Educação. Secretaria de Educação Básica. Departamento de Educação Infantil e Ensino Fundamental. Brasília, DF: FNDE, Estação Gráfica, 2006.

CAMELO-NUNES, Inês Cristina; SOLÉ, Dirceu. Rinite alérgica: indicadores de qualidade de vida. J. bras. pneumol., v. 36, n. 1, p. 124-133, fev. 2010.

CAMPANHA, Silvia M. A. O impacto da asma, da rinite alérgica e da respiração oral na qualidade de vida de crianças e adolescentes. Disponível em: http://www.scielo.br/pdf/rcefac/v10n4/v10n4a11.pdf. Acesso em: 6 out. 2015.

CARDOSO, Silvia Helena. Memória: O que é e como melhora-la. Disponivel em: https://cerebromente.org.br/n01/memo/memoria.htm. Acessado em 6 de outubro de 2015.

CARNEIRO, Celeste. A arte e o cérebro no processo de aprendizagem. Disponível em: http://www.cerebromente.org.br/n12/opiniao/criatividade2.html. Acesso em: 6 out. 2015.

CENTRO DE REFERENCIA EDUCACIONAL, Secretaria de Educação, Salvador, BA. Disponível em: http://www.educacao.salvador.ba.gov.br/site/documentos/espaco-virtual/espaco-alfabetizar-letrar/lecto-escrita/teorias-teoricos/jean%20piaget.pdf . Acesso em: 13 out. 2015.

CHIZZOTTI, A. Pesquisa em ciências humanas e sociais. 3. ed. São Paulo: Cortez, 1998.

COELHO, Luana. Vygotsky: sua teoria e a influência na educação. Revista e-Ped, v. 2, n. 1, ago. 2012. Disponível em: http://facos.edu.br/publicacoes/revistas/e-ped/agosto_2012/pdf/vygotsky_-_sua_teoria_e_a_influencia_na_educacao.pdf. Acesso em: 14 out. 2015.

CORTI, Ana Cláudia Ribeiro; MIYAZAKI, TAMY, Patrícia; MALLOZI, Marcia C.; SOLÉ, Dirceu. Rinite alérgica e sua interferência na vida de crianças e adolescentes acompanhados em serviço de referência: avaliação do nível de satisfação com o tratamento. Rev. Bras. de Alergia e Imunopatologia, v. 33, n. 6, p. 229-234, 2010.

DOURADO, Ione Collado Pacheco; PRANDINI, Regina Célia Almeida Rego. Henri Wallon: psicologia e educação. Augusto Guzzo Revista Acadêmica, São Paulo, n. 5, p. 23-31, ago, 2012.

FERREIRA, Aurelio Buarque de Holanda. Dicionário escolar da língua portuguesa. 2. ed. Curitiba: Positivo, 2011.

FORMIGA, Cibelle Kayenne Martins Roberto. Aspectos Éticos das Pesquisas com Seres Humanos e Uso de Animais. Revista Movimenta, v. 3, n. 1, 2010. Disponível em: http://www.nee.ueg.br/seer/index.php/movimenta/article/viewFile/315/272. Acesso em: 21 set. 2015.

GABRIEL, Iracilda. A Importância da Aprendizagem Significativa. Disponível em: http://www.artigonal.com/ensino-superior-artigos/a-importancia-da-aprendizagem-significativa-6991552.html. Acesso em: 4 out. 2015.

GARCIA, Celio. Fatores no cérebro que contribuem para o aprendizado. Disponível em: http://cev.org.br/biblioteca/fatores-cerebro-que-contribuem-aprendizagem/. Acesso em: 7 out. 2015.

GODOY, Miriam A. B. Formação de professores: nível de conhecimento dos docentes sobre respiração oral. Disponível em: http://www.pucpr.br/eventos/educere/educere2008/anais/pdf/1362_947.pdf. Acesso em: 28 ago. 2015.

GOLDSCHMIDT, Andrea Inês; MACHADO, Dilma Terezinha de Moraes; STAEVIE, Eliana Madalena Souza; MACHADO, Ana Luiza Grohe; FLORES, Marluce Ferreira. A importância do lúdico e dos sentidos sensoriais humanos na aprendizagem do meio ambiente. In: XIII Seminário Internacional de Educação - Indisciplina e Violência na Escola: cenários e direções. [Anais...]. 2008. Disponível em: http://principo.org/. Acesso em: 10 out. 2016.

GUENTHER, Zenita C. Conhecendo O Seu Aluno. Como Estudar Uma Criança? Lavras, 2006. (Material disponibilizado ao Seminário Regional de Vitória - ES).

IBIAPINA, Cássio da C. e cols. Rinite alérgica: aspectos epidemiológicos, diagnósticos e terapêuticos. Jornal Brasileiro de Pneumologia. v. 34, n. 4, p. 230-240, 2008.
III Consenso Brasileiro sobre Rinite - 2012

IZQUIERDO, Ivan. Memória. 2. ed. Porto Alegre: Artmed, 2011.

JANES, Flori. Cérebro e aprendizagem. Disponível em: http://www.florijane.com/Antigo%20Site/cerebro_e_aprendizagem.htm. Acesso em: 7 out. 2015.

KAZAKEVICH, Juliana G. Respiração oral, aprendizagem escolar e desenvolvimento infantil. Seminário de Pesquisa do PPE, Universidade Estadual de Maringá 27 e 28 de abril de 2010. [Anais...]. Maringá, PR, 2010. Disponível em: http://www.ppe.uem.br/publicacoes/seminario_ppe_2009_2010/pdf/2010/018.pdf. Acesso em: 6 out. 2015.

LOZANO, P. E. T. The economic burden of asthma in US children: estimates from the National Medical Expenditure Survey. J AllergyClinImmunol. v. 104, n. 5, p. 957-963, 1999.

LUCCI, Marcos A. A proposta de Vygotsky: a psicologia sócio histórica. PUC-SP. Disponível em: http://www.ugr.es/~recfpro/rev102COL2port.pdf. Acesso em: 12 out. 2015.

LUDKE, Menga. ANDRÉ, Marli E. D. A. Pesquisa em educação: abordagens qualitativas. São Paulo: EPU, 1986.

MARTINS, João Carlos. Vygotsky e o papel das interações sociais na sala de aula: reconhecer e desvendar o mundo. São Paulo: FDE, 1997.

MELLO JUNIOR, João F. Rinite Alérgica. 2011. Disponível em: http://www.pneumoatual.com.br. Acesso em: 28 ago. 2015.

MEMORIZAÇÃO. Revista on-line. Disponível em: http://memorizacao.info/processo-de-memorizacao.html. Acesso em: 30 set. 2015.

MIYAKE-MENON, M. A.; BALBANI, A. P. S.; MENON, A. D. Rinite alérgica na Infância: tratamento atual. Revista Brasileira de Medicina – Pediatria Moderna, v. 42, p. 69-74, 2006.

MINAYO, Maria Celilia de Souza, GOMEZ, Carlos Minayo. Parte III - Trabalhando com a diversidade metodológica: difíceis e possíveis relações entre métodos quantitativos e qualitativos nos estudos de problemas de saúde. Rio de Janeiro: Fiocruz, 2003.

MONTOYA, Adrian O. D. Jean Piaget no século XXI: escritos de epistemologia e psicologia genéticas. Ed. Cultura Acadêmica, Marília, SP, 2011. Disponível em: http://www.marilia.unesp.br/Home/Publicacoes/jean_piaget.pdf. Acesso em: 11 out. 2015.

NASCIMENTO, Maria José Soares. O papel da neurociência no processo de aprendizagem. Disponível em: http://www.avm.edu.br/docpdf/monografias_publicadas/C206339.pdf. Acessado em 6 de outubro de 2015.

NETO, Gilberto Inácio Cardoso; GONDIM, Bruno Ferreira; CARDOSO, Bruno Freitas; MESQUITA, Francyelle de Cássia Nayane da Rocha; FERREIRA, Janine Martins; DA SILVA, Marcos Vinícius; RICARTE, João Henrique Garcia; BORGES, Walter Costa; ALVARENGA, Antônio Rubens. Efeitos da asma, da rinite alérgica e da respiração oral na qualidade de vida de crianças e adolescentes. 2016. Disponível em: http://www.sbpcnet.org.br/. Acesso em: 11 out. 2016.

OLIVEIRA, Maria Rafaela de; SILVA, Géssica Cryslânia da; LIMA, Janete Rodrigues de; SANTOS, José Deribaldo Gomes dos. As contribuições da teoria piagetiana para o processo de ensino- aprendizagem. V FIPED, Campina Grande, SP, 2013. [Anais...]. Campina Grande, SP: Realize Editora, 2013. Disponível em: http://www.editorarealize.com.br/revistas/fiped/trabalhos/Trabalho_Comunicacao_oral_idinscrito_1040_3bbe862464859de050561c8cd0efa617.pdf. Acesso em: 14 out. 2015.

PELIZZARI, A.; KRIEGL, M. L.; BARON, M. P.; FINCK, N. T. L.; DOROCINSKI, S. I. Teoria da aprendizagem significativa segundo Ausbel. Rev. PEC, Curitiba, v. 2, n. 1, p. 37-42, jul. 2001/jul. 2002.

PEREIRA, Márcio. Desenvolvimento psicológico segundo Vygotsky: papel da educação. Disponível em: http://maratavarespsictics.pbworks.com/w/file/fetch/74224757/69738987-desenvolvimento-psicologico-segundo-vygotsky.pdf. Acesso em: 2 nov. 2016.

PONTES, Josy. Descomplicando o cérebro. Disponível em: https://vetneuro.wordpress.com/tag/ltp/. Acesso em: 7 out. 2015.

PONTILIA, Rosangela Maria. Infraestrutura escolar e as características familiares influenciando a frequência e o atraso no ensino fundamental. São Paulo. Dissertação (Mestrado) – Universidade de São Paulo, São Paulo, 2004.

PROTOCOLO DE RINITE ALÉRGICA. Prefeitura Municipal de Belo Horizonte, MG, 2012. Disponível em: http://www.pbh.gov.br. Acesso em: 01 set. 2015.

RABELLO, Elaine; PASSOS, José Silveira. Vygotsky e o desenvolvimento humano. Disponível em: http://s3.amazonaws.com/academia.edu.documents/38699285/desenvolvimento_humano.pdf. Acesso em: 4 nov. 2016.

RAMALHO, Danielle Manera. Como a aprendizagem acontece. [s.d]. Disponível em: http://www.profala.com/arteducesp137.htm. Acesso em: 21 set. 2015.

REIS, Marília Freitas de Campos Tozoni. A pesquisa e a produção de conhecimentos. Disponível em: http://www.scielo.br/pdf/cp/n113/a03n113.pdf. Acesso em: 25 maio 2015.

RIZZO, José Angelo. Asma e rinite, uma mesma doença? Rev. Bras. de Alergia e Imunopatologia, v. 30, n. 2, 2007.

ROCHA, Ruth. Minidicionário. 9. ed. São Paulo: Scipione, 1996.

RONCA, Antonio C. C. Teorias de ensino: a contribuição de David Ausubel. PUC,SP, 1994. Disponível em: http://pepsic.bvsalud.org/pdf/tp/v2n3/v2n3a09.pdf. Acesso em: 13 out. 2015.

ROZEKA, Marlene; SERRAB, Rodrigo Giacobo. Dificuldades de aprendizagem e problemas emocionais: reflexões sobre a necessidade de uma proposta de formação docente. Educação Por Escrito, Porto Alegre, v. 6, n. 1, p. 167-184, jan./jun. 2015.

SANT'ANA, Ruth Bernardes. Autonomia do Sujeito: As Contribuições Teóricas de G. H. Mead. Universidade Federal de São João del-Rei. Psicologia: Teoria e Pesquisa, v. 25, n. 4, p. 467-477, out./dez 2009.

SANTOS, Mércia L. M. Asma brônquica e desempenho escolar em crianças e adolescentes de Maceió, AL. Rev. Pediatria, São Paulo, v. 25, n. 4, p. 149-156, 2003.

SILVA, Eduardo C. de Freitas. Rinite Alérgica e Comorbidades. Revista do Hospital Universitário Pedro Ernesto, Rio de Janeiro, v. 7, n. 2, jul./dez. 2008.

SILVA, Sani de C. R. da. Teoria da aprendizagem significativa de Ausubel: reflexões para o ensino de física ante a nova realidade social. Imagens da Educação, v. 4, n. 1, p. 36-42, 2014.

SILVEIRA, Mara M. S. O funcionamento do cérebro no processo de aprendizagem. Disponível em: http://www.psicopedagogia.com.br/new1_opiniao.asp?entrid=223#.vg6rk_lviko. Acesso em: 7 out. 2015.

SOARES, Dulce C. R. O Cérebro X Aprendizagem. Disponível em: http://www.profala.com/arteducesp67.htm. Acesso em: 28 set. 2015.

TEIXEIRA, Renan Kleber Costa; SILVA, José Antonio Cordero. Autonomia e beneficência em um CEP Universitário. Revista da AMRIGS, Porto Alegre, v. 56, n. 3, p. 220-224, jul./set. 2012. Disponível em: http://www.amrigs.com.br/revista/56-03/autonomia%20e%20beneficiencia.pdf. Acesso em: 21 set. 2015.

TRIVIÑOS, Augusto Nibaldo Silva. Introdução à pesquisa em ciências sociais: a pesquisa qualitativa em educação. São Paulo: Atlas, 1987.

VERGARA, Sylvia Constant. Projetos e Relatórios de Pesquisa em administração. São Paulo: Atlas, 2000.

WALLON, Henri. Psicologia e educação da infância. Lisboa: Estampa, 1975.

editoravitrola

VITROLA EDITORA E DISTRIBUIDORA LTDA
Rua das Camélias, 321 - Aparecida
CEP: 98.400-000 - Frederico Westphalen - RS
Telefone: (55) 3744-6878
editora@vitrola.com.br
www.vitrola.com.br